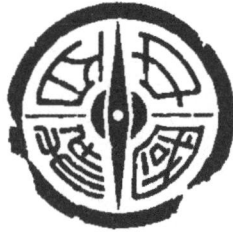

生命与健康

王渝生　主编

中国大百科全书出版社

图书在版编目(CIP)数据

生命与健康 / 王渝生主编. -- 北京 : 中国大百科
全书出版社, 2025. 1. -- ISBN 978—7—5202—1716—3

I. R161-49

中国国家版本馆CIP数据核字第20241F7X61号

生命与健康

出 版 人：刘祚臣
责任编辑：张恒丽
责任校对：程忆涵
责任印制：李宝丰
排版制作：北京升创文化传播有限公司

中国大百科全书出版社出版发行

（地址：北京阜成门北大街17号　电话：88390718　邮政编码：100037）

唐山富达印务有限公司

开本：710毫米×1000毫米　.1/16　印张：8　字数：100千字

2025年1月第1版　2025年1月第1次印刷

ISBN 978—7—5202—1716—3

定价：48.00 元

编委会

前　言

　　《生命与健康》紧扣生命、健康两大主题，内容涵盖了生物进化、生态系统、生物工程等生命科学领域，以及人体结构、人类常见病、中医名家等医学领域，旨在为读者提供一个全面了解生命科学和健康知识的平台，引导读者正确认识生命和健康，具有很高的实用价值和社会意义。

　　全书以条目形式进行编排，释文力求简明扼要、通俗易懂。标题一般为词或词组，释文一般依次由定义和定性叙述、简史、基本内容、插图等构成，依据条目的性质和知识内容的实际状况有所增减或调整。全书内容系统、信息丰富且易于阅读。为了使内容更加适合大众阅读，增加了不少插图，包括照片、线条图等，随文编排。

目 录

下篇

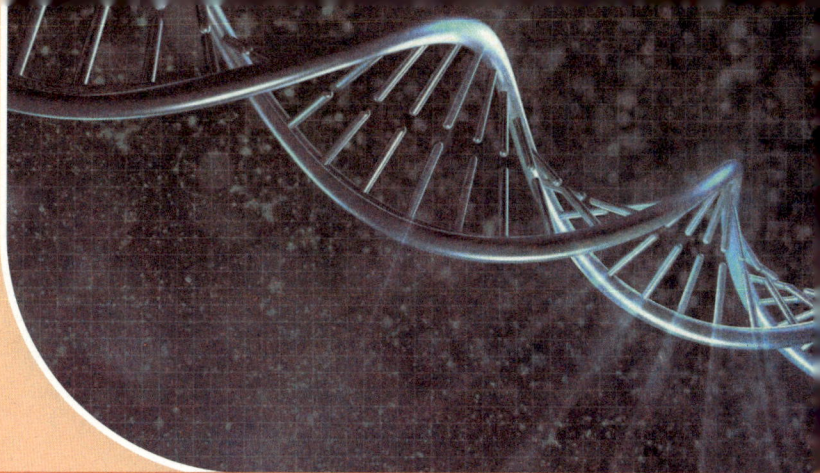

上篇

生物

包括病毒、原核生物、真菌、植物、动物五大类，若把原生生物分出来则为六大类。所有的生物都表现出生命特征。

生物体具有完整的结构。除病毒等少数种类以外，生物体都是由细胞构成的。细胞是生物体结构和功能的基本单位。

生物体都有新陈代谢作用，都在不停地与周围环境进行物质交换。新陈代谢是生物体进行生命活动的基础。生物体都有生长现象。生物体在新陈代谢的过程中，通过吸取营养物质，个体会由小长大，显示出生物体的生长特征。

生物体都有应激性。任何生物体对外界的刺激都能发生一定的反应。现存大多数生物的身体结构和生活习性都是与其生存环境大体相适应的，不然就要被环境所淘汰。生物在适应环境的同时，也影响着环境，使环境发生变化。

生物体都能生殖和发育。生物体的寿命总是有限度的。但是，一般来说，个体的死亡不会导致该物种的绝灭。这是由于生物体具有生殖作用，在自身死去的时候已经产生自己的后代，保持了生命的延续性。

生物体都有遗传与变异的特性。每种生物的后代都与它

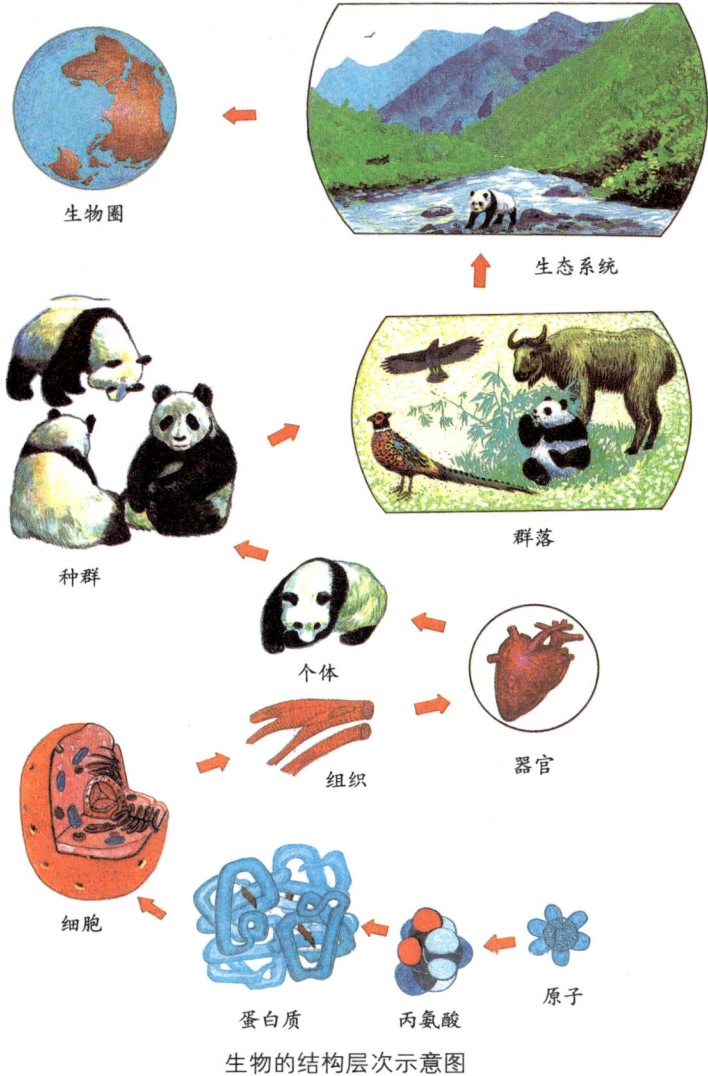

生物圈

生态系统

群落

种群

个体

器官

组织

细胞

蛋白质

丙氨酸

原子

生物的结构层次示意图

们的亲代基本相同，但又不会完全相同，必定有或多或少的差异。因此，生物的各个物种既能基本上保持稳定，又能向前发展进化。

所有这些特征，是生物所具有而非生物所没有的，也就是生物区别于非生物的特点。

生命

生物体特有的现象。地球生命是地球进化的产物，只有地球进化到一定阶段才出现生命。生命是一个动态过程，一旦这一过程终止，生命便结束，生物逐渐解体。归纳现有各种生物的表现，可以认为生命现象具有以下属性：①生物体都含有蛋白质和核酸，并以细胞为基本结构单位。②生物体的高度有序结构是建立在动态的新陈代谢基础上的，生物必须不断吸收营养、消耗能量、更新自我，才能生存。③生物在个体生存期间表现出生长、发育等现象，能对外界的有效刺激做出反应，并具有一定的适应环境的能力。④生物能繁殖，子代与亲代相似但又有变异，可能比亲代具有更强的适应力。⑤在漫长的地球历史中，环境的变迁不断对生物提出新的要求，生物间在不断竞争，只有适者生存，这便是自然选择、生物进化。生存下来的生物常是结构更为有序和适应能力更强的物种。以上的概括不包括病毒和类病毒，因为它们不具细胞形态，甚至能以结晶状态存在，只有当进入寄主细胞之后才表现出完整的生命现象。

生命起源

原始地球上从无机物演变为最初生命体的过程。一般认为，生命是物质运动的高级形式，它是建筑在物理、化学规律之上的，但又不能完全归结为物理、化学规律。生命的物质基础是以核酸和蛋白质为主的、复杂而有序的多分子开放系统，这个系统表现出新陈代谢、自我复制、生长发育、自我调节、遗传变异和对刺激做出反应等特征。它是在地球发展到一定阶段才出现的。凡是条件适宜的地方，星际分子都有可能通过化学进化过程演变出生命。因此，其他天体上存在生命的可能性是不能排除的。

生物分类

遵循分类学原理和方法，对生物的各种类群进行命名和等级划分。地球上的生物种类繁多，形式多样，目前已定名的就有 200 多万种。人类很早就能识别生物类，给予名称。中国战国末、汉初成书的《尔雅》中谈到动、植物的分类，把植物分为草、木两类，动物分为虫、鱼、鸟、兽。

18 世纪诞生了近代分类学，其奠基人是瑞典科学家 C.von 林奈。林奈为分类学解决了两个关键问题：一是建立双名制，二是确立阶元系统。

19 世纪，生物学家根据生物的生活方式对生物进行分类，认为能把无机物制造成有机养料来提供自身营养的称为植物，自己不能制造有机养料而必须直接或间接依靠植物生活的称为动物。

后来科学家们又定出了生物分类的等级，即界、门、纲、目、科、属、种。界是最大的分类单位，往下依次递小。在越是大的分类单位中，生物彼此的共同特征越少，亲缘关系越远；在越是小的分类单位中，共同特征越多，亲缘关系越近。

物种

具有共同形态特征、生理特性及一定自然分布区的生物类群。又称种。为生物分类的基本单位，位于属之下。物种形成是生物进化的基本过程之一。一般来说，一个物种内的个体不与其他物种中的个体交配，或交配后不能产生具有生殖能力的后代。物种学名由属名和种名两部分构成。

进化

生物由简单到复杂、从低级到高级的发展过程。又称演化。广义的进化，泛指事物的变化、发展过程，包括天体的演变、生物的演化和社会的发展等。人们习惯于把生物的演化称为进化。

生物进化的形式是多种多样的。既有渐变性进化，又有跃进性进化；既有小进化（又称种内进化），又有大进化（又称种上进化）；既有前进性进化（又称上升式进化），又有倒退性进化（又称简化式进化，即退化）和基本上不前进又不倒退的停滞性进化等。

生物进化的机制也是多样的。生物之间的生存竞争促进进化，协同生存也促进进化。生物的进化，既受制于自然选择的作用，也与分子进化机制有关，还与宇宙间和地球内各

因素引起的灾变、生物体遗传基因的突变等机制有关。

生物进化是不可逆的。至于生物界存在的返祖现象，仅是指其局部结构或形态回复到其祖先型的现象。类人猿在数百万年前演化成为人类，但人类不可能再倒退性地进化为类人猿；现代类人猿也不可能再进化为人类；已经绝灭的生物是不可能再现的。

自然选择

在自然界中基于自然的原因而发生的选择过程。又称自然淘汰。

C.R.达尔文认为自然选择只是生物与环境相互作用的结果。经过分析，可以发现两个

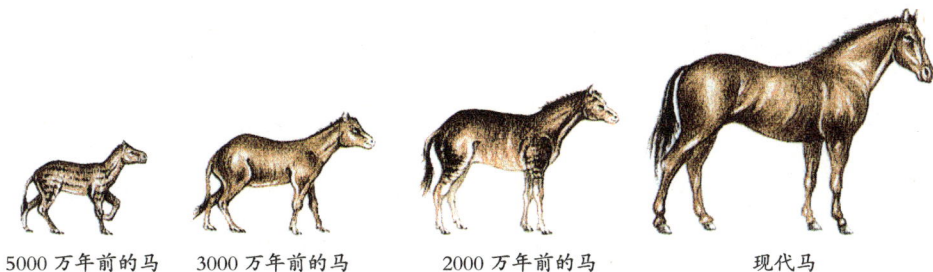

5000万年前的马　　3000万年前的马　　2000万年前的马　　　现代马

马的进化过程示意图

重要的问题：①从进化的角度来说，只有与繁殖相关联的生存才是有意义的，那些留下最多后代的个体才是"最适者"。②对于进行有性生殖的生物来说，由于存在着基因的分离和重组，只有互交繁殖的群体才能保持一个相对恒定的基因库。因此，进化的改变不能体现在个体上，只能体现在群体（或种群）的遗传组成的改变上。现代综合进化论正是在上述两个问题上修正达尔文的自然选择概念，用群体遗传学的观点重新解释自然选择。

达尔文很早就注意到动物中同种雌雄个体之间具有显著的形态差异。他认为某一性别（通常是雄性）为争夺配偶或争夺繁殖机会而斗争（或竞争），优胜者或因体躯强壮或因有有效的争斗器官或因形体及颜色等引诱力强而获得更多的繁殖机会，这种有差异的繁殖力就是性选择。性选择应纳入一般自然选择之中。

生物进化论

C.R. 达尔文的生物进化理论可概括为：生物是进化的，一切生物都经历了由低级向高级、由简单到复杂的发展过程。物种不断地变异，新种产生，旧种绝灭；生物的进化是连续的，没有不连续的突变，自然界没有飞跃；生物有共同祖先，彼此间有一定的血缘关系；自然选择是变异最重要的途径。

达尔文认为，生物都具有过度繁殖的倾向，但生物的生存资源是有限的，因而他们的生存必须通过竞争来实现。在竞争过程中，物种不断发生变异，有些变异对生存比较有利，有些则不利。这样就出现了适者生存、不适应者被淘汰的现象。生物经自然选择后的性状会遗传给后代。

生物进化模型

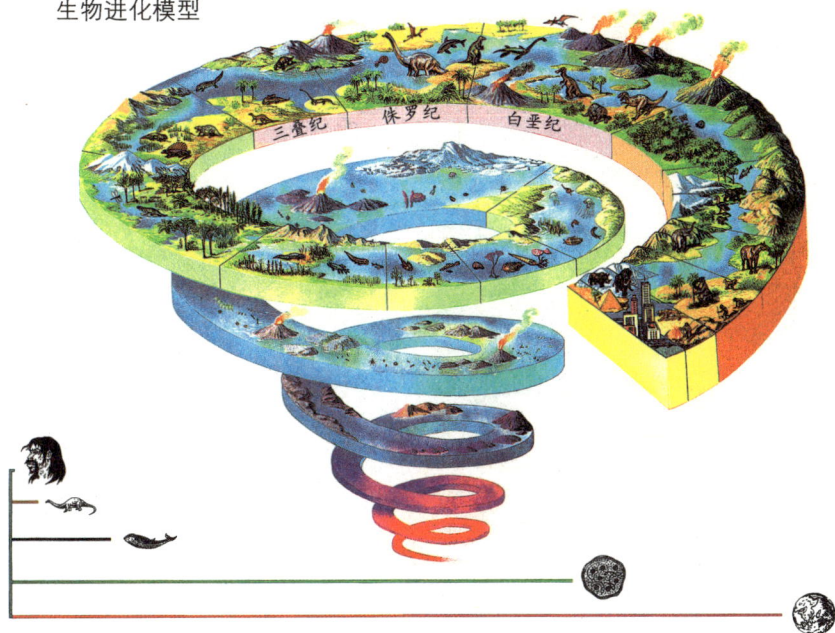

绝灭

　　某一生物种或更高的生物分类单位的全部消亡。又称灭绝。分为常规绝灭和集群绝灭。

　　常规绝灭以一定的规模经常发生，表现为新生种取代老种。绝灭的原因有物种内在因素、种间竞争或物种选择、环境因素和随机因素。

　　集群绝灭是在相对短暂的时间内生物的高级分类单元（科、目、纲、门）中大部分或全体物种趋向绝灭的现象。地球演化历史上若干大的集群绝灭，显示出某些共同特点：集群绝灭期间物种绝灭速率显著增高；常常是大的分类单元的大部分种甚至全部成员绝灭；"周期性"地发生；往往伴随着新门类的起源和适应辐射。集群绝灭的原因或假说大体上归为3类：竞争-替代说，强调生物学因素的高级分类单元；灾变说（或新灾变论），强调物理环境因素；随机说，强调随机因素。

核酸

由数十至数十亿个核苷酸通过磷酸二酯键形成的一类生物大分子。所有生物都含有核酸。根据组成成分不同，可分为脱氧核糖核酸（DNA）和核糖核酸（RNA）两大类。DNA是绝大多数生物的遗传物质。某些病毒和类病毒则以RNA为遗传物质。遗传信息的传递和表达是通过核酸分子的复制、转录和翻译等过程实现的。

核苷酸是核酸的组成单位，由碱基、戊糖和磷酸按特定方式连接而成。核苷酸的排列顺序称为核酸的一级结构。1953年J.D.沃森和F.H.C.克里克提出的DNA双螺旋结构是DNA的二级结构。DNA的超螺旋结构和转运核糖核酸（tRNA）的倒L型立体结构被称为核酸的三级结构。核酸含有大量的磷酸基团，呈强酸性，在生物体内一般以盐的形式存在。

蛋白质

生物体内普遍存在的一种主要由氨基酸组成的生物大分子。它与核酸同为生物体最基本的物质，担负着生命活动过程的各种极其重要的功能。

蛋白质的基本结构单元是氨基酸，在蛋白质中出现的氨基酸共有20种。氨基酸以肽键相互连接，形成肽链。有些蛋白质含一条肽链，也有不少蛋白质由几条肽链通过二硫键连接而成。还有的蛋白质除肽链外，尚有其他的组成成分和基团。

蛋白质在生命活动中除不具备遗传信息功能外，是执行其他多种功能的主体，如催化功能、运动功能、运输功能、机械支持和保护功能、免疫和防御功能、调节功能等。近年来，发现大量蛋白质参与细胞的各种信号转导；还有一大类蛋白质，作为细胞因子结合于 DNA 或 RNA，参与基因的调控和表达等。

氨基酸

一类既含氨基又含酸性基团的有机化合物。已发现的氨基酸、亚氨基酸有 700 余种，其中绝大多数是 L 型的 α-氨基酸。有 20 种氨基酸，严格地说，19 种氨基酸和 1 种亚氨基酸，是构成蛋白质所必需的。

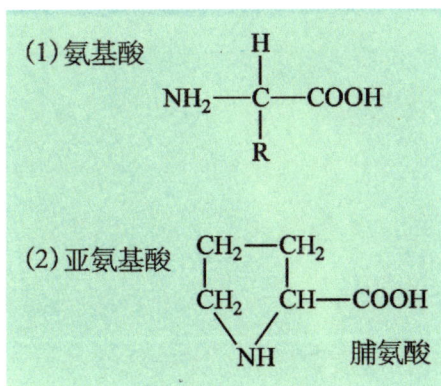

(1) 氨基酸

$$NH_2 - \overset{\overset{\displaystyle H}{\displaystyle |}}{\underset{\underset{\displaystyle R}{\displaystyle |}}{C}} - COOH$$

(2) 亚氨基酸

脯氨酸

α-氨基酸的结构示意图

有些氨基酸，动物自身不能合成而必须从食物中获得，缺乏这些氨基酸会导致营养不良。这类氨基酸称为必需氨基酸。氨基酸不仅是机体中构成蛋白质的必不可少的组分，还是合成肽的原料和重要的试剂。氨基酸还可用作调味剂、食物添加剂和药物。谷氨酸钠盐就是我们食用的味精。甘氨酸可作甜味剂。许多种氨基酸的混合液是重要的急救药，用于补液。个别氨基酸也可药用。

酶

生物体产生的具有催化功能的生物大分子。主要是蛋白质，但也有 RNA 性质的酶（核酶）。酶是细胞赖以生存的基础。细胞新陈代谢中的所有化学反应几乎都是在酶的催化下进行的。酶按照所催化的反应类型分为氧化还原酶、转移酶、水解酶、裂解酶、异构酶和连接酶等。

酶特殊的生物功能决定于它的特定结构。酶分子中结合底物、与催化直接有关的区域称为活性部位。酶具有催化效率高及催化专一性的特性。酶活性一般是非酶催化剂的 10^7 倍。酶的专一性主要表现在：对于被作用的底物是专一的，对于被催化的反应是专一的。

维生素

维持生物正常生命现象所必需的一类小分子有机物。许多维生素是辅基或辅酶的组成部分。根据溶解性，可把维生素分为两大类：水溶性维生素，包括维生素 B 族及维生素 C；脂溶性维生素，包括维生素 A、D、E、K 等。

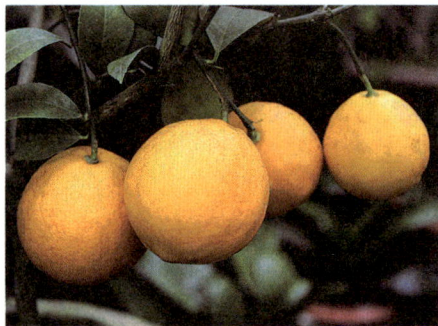

柠檬富含维生素 C 和柠檬酸

维生素可调节物质代谢，缺乏维生素会使细胞内一些代谢反应不能进行，平衡失调，影响细胞及组织功能，甚至引起生物死亡。所有水溶性维生素都参与催化功能。脂溶性维生素的功能没有维生素 B 族那样清楚。维生素 K 参与一些蛋白质中谷氨酸的羧化，维生素 D 促进钙的吸收，维生素 A 为视紫红质的组成部分。

维生素长期摄入不足或吸收障碍可引起维生素缺乏症，但过量摄入维生素也可能有害健康。

糖类

具有多羟基醛或多羟基酮的非芳香类分子特征物质的统称，又称碳水化合物。糖广泛分布于生物体内，其中以植物界最多，占其干重的 $50\% \sim 80\%$，由二氧化碳和水经绿色植物光合作用形成。糖类在生物体内或以游离糖的形式存在，或与蛋白质、脂类及其他配糖体结合成糖缀合物存在，有多种生理功能。糖类是生物机体的重要碳源和能源，在生物体中，糖类还起支持保护作用。

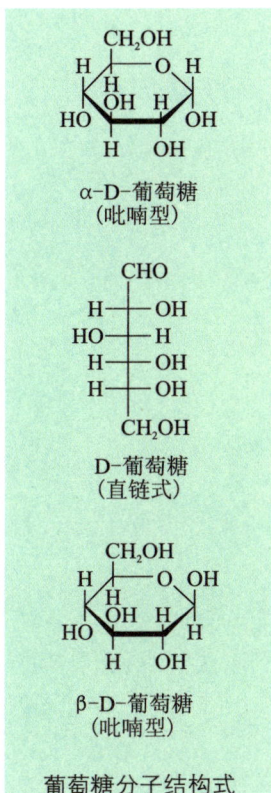

α-D-葡萄糖
（吡喃型）

D-葡萄糖
（直链式）

β-D-葡萄糖
（吡喃型）

葡萄糖分子结构式

糖类一般分单糖、寡糖（低聚糖）和多糖 3 类。单糖和寡糖大都是结晶体，能溶于水，具有甜味。其中单糖有链状、环状两种结构，环状又包括 α 和 β 两种类型，后两者间的转

变要通过链状结构才可实现。葡萄糖是自然界分布最广、最重要的单糖。多糖绝大多数不溶于水，个别虽溶于水，但成为胶体溶液，它们大都是无定形、无甜味的白色固体。

脂肪

甘油的 3 个羟基与 3 个脂肪酸分子脱水缩合形成的酯。又称甘油三酯或三酰甘油。室温下呈固态者称为脂，呈液态者称为油。油和脂之间并没有明显的界限，仅是物理状态的差异，因为降温可使油变成固态，而升温也能引起脂的液化。

脂肪不溶于水，易溶于有机溶剂。油和脂在空气中暴露过久会缓慢氧化变质，颜色加深，继而产生一种难闻的臭味，称为酸败。在大多数真核细胞中，脂肪在胞液内形成脂质小滴以提供代谢所需燃料。作为储存燃料，脂肪较多糖更为优

越。某些动物在皮下储存的脂肪可作为抗严寒的隔热绝缘体。动物体内子宫、肠系膜、肾周围等处的脂肪垫具有支撑衬垫和抗震动的功能。

激素

由动植物的某些特异细胞合成和分泌的高效能调节生理活动的有机物质。对动植物的繁殖、生长、发育及其他生理功能、行为变化等都发挥重要的调节作用。动物激素是体内起信息传递作用的一类化学物质，它们可以经过血液循环或局部扩散到达另一类细胞，调节后者的生理功能。植物激素是一些生长调节物质，其来源和传递方式与动物激素有很大差异。合成和释放植物激素的细胞不是充分分化的内分泌细胞，传递方式是靠细胞与细胞之间的扩散。

激素的量微、寿命短、作

用广泛，并具有特异性。一旦激素分泌失衡，便会带来疾病。

干扰素

细胞在诱生剂作用下产生的一类蛋白质。具有广谱的抗病毒、抗肿瘤及免疫调节的活性。根据抗原特异性，将干扰素分为 α、β 和 γ 型。干扰素的生物学活性有 3 个特点：①活性高。约 1 毫克纯化干扰素就有 10 亿个活性单位。只要有一个干扰素分子，就可以使一个细胞产生抗病毒状态。②具有广谱性和选择性。对绝大多数病毒具有抑制作用，而对异常细胞（如肿瘤细胞）的作用比对正常细胞的作用大。③具有相对的种属特异性。在一些不同种的动物间，甚至在种系发生相差甚远的动物间，也存在着交叉活性。干扰素不仅能抑制病毒复制和抗肿瘤，而且对免疫应答有复杂的调节作用。

细胞

生物结构和功能的基本单位。能够表现各种生命现象，如新陈代谢、生长和发育、繁殖、遗传变异、应激性和环境适应性等。病毒等生物并无细胞结构，但其生命活动离不开细胞。

根据结构，通常把细胞分为两大类：原核细胞（主要由细胞膜、细胞质组成）构成原核生物，如支原体、细菌和蓝藻；真核细胞（主要由细胞膜、细胞核、细胞质组成）构成真核生物，如真菌、植物、动物。

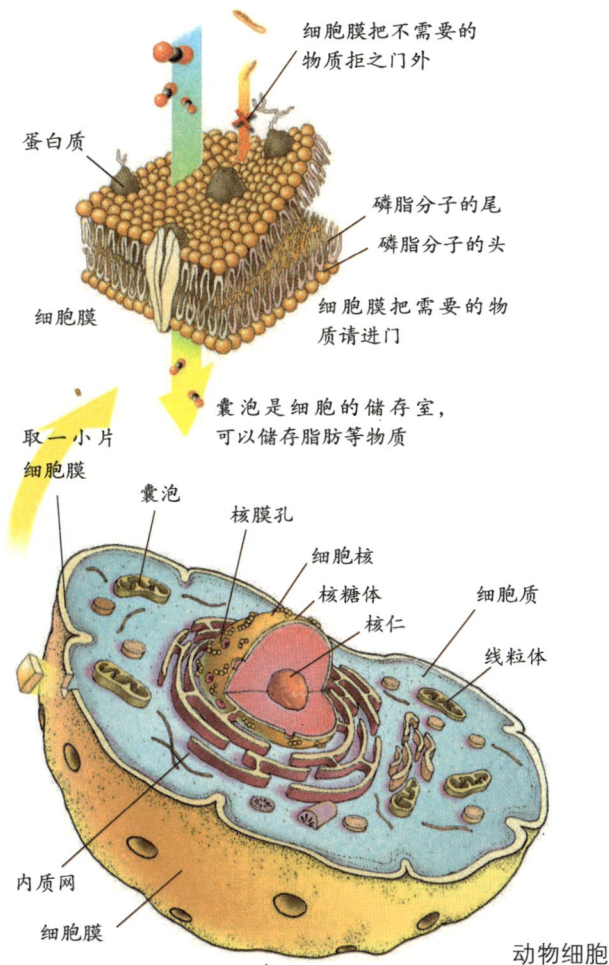

细胞膜把不需要的物质拒之门外

蛋白质

磷脂分子的尾
磷脂分子的头

细胞膜

细胞膜把需要的物质请进门

取一小片细胞膜

囊泡是细胞的储存室，可以储存脂肪等物质

囊泡
核膜孔
细胞核
核糖体
核仁
细胞质
线粒体

内质网
细胞膜

动物细胞

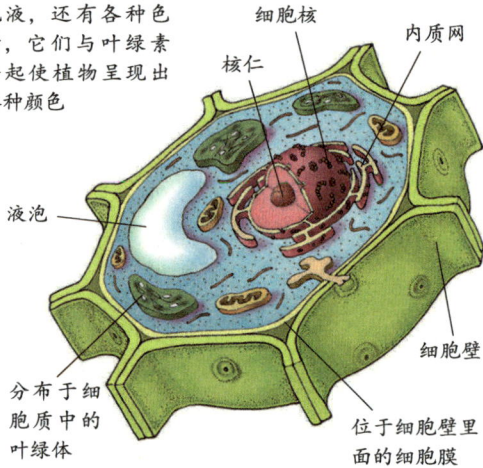

液泡里面充满了细胞液，还有各种色素，它们与叶绿素一起使植物呈现出各种颜色

细胞核

内质网

核仁

液泡

分布于细胞质中的叶绿体

细胞壁

位于细胞壁里面的细胞膜

植物细胞

不同类型的细胞大小差异很大。原核细胞的直径为 1 ~ 10 微米，真核细胞的直径大多数在 10 ~ 60 微米。细胞的形态各异，特别是高等生物的细胞有许多适应于特定环境条件的特殊类型，如肌细胞为梭形，神经细胞形成长纤维突起等。

新陈代谢

生物体从环境中摄取营养物转变为自身组成成分，同时自身原有组成成分消耗转变为废物排泄到环境中去的不断更新的过程。简称代谢。就化学变化而言，凡将大分子化合物转变为小分子物质乃至排泄废物的化学过程称为分解代谢，如葡萄糖分解为乳酸；凡将小分子化合物转变为大分子化合物的过程称为合成代谢，如葡萄糖聚合成糖原。新陈代谢正是通过多种多样的合成代谢与分解代谢完成的。

对于维持生物体的结构，新陈代谢表现出惊人的速率与复杂性。不仅在胚胎及生长期通过各种营养成分合成各种机体成分，以完成各个时期发育及生长活动的需要；即使体重变化不大的成年人或成年动物，也能通过快速的新陈代谢以适应生理活动变化，如神经兴奋、肌肉收缩等。

仿生学

研究生物系统的结构和功能，为工程技术提供新的设计思想及工作原理的学科。为生物科学与技术科学之间的边缘学科。研究的目的在于制造各种模仿生物结构和运动原理的器械。"仿生学"一词由美国J.E. 斯蒂尔于 1960 年提出。

仿生学的研究范围主要包括：①力学仿生。例如军事上模仿海豚皮肤的沟槽结构，把人工海豚皮包敷在船舰外壳上，可减少航行湍流，提高航速。②分子仿生。例如在搞清森林害虫舞毒蛾性诱剂的化学结构后，合成其类似有机化合物，在田间捕虫笼中用千万分之一克，便可诱杀雄虫。③能量仿生。例如模仿植物光合作用发明仿生树叶，将光能转化为化学能，以低成本生产液体燃料。④信息与控制仿生。例如根据象鼻虫视动反应制成的自相关测速仪可测定飞机着陆速度。

生物电

生物体中所产生的电现象，也包括外界电因素对生命活动的作用。在生物体中，广泛存在着各种电现象，从单个细胞到人和其他高等动物的神经、

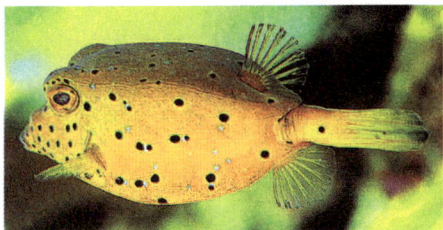
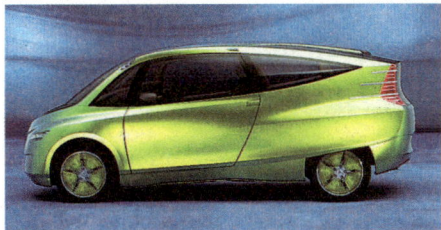

2005 年，德国戴姆勒－克莱斯勒公司开发出新型仿生概念车。该车型是依据海洋鱼类箱鲀的外形设计的，其风阻系数为 0.06，最高速度可达 190 千米／小时

肌肉、骨骼及重要器官都发现有电压和电流的产生及传播等生物电活动。许多生物组织的功能，如神经中信息的传递和肌肉的收缩，主要是由于电的活动引起。一般动物组织中的电活动比较微弱，能被测出的电压只有数十微伏至数十毫伏。某些鱼类可产生很高的电压，例如电鳗产生的电压高达600～1000伏，可用来击伤捕食对象,但这类动物为数不多。能引起生物反应的电流在微安至毫安的数量级。如果把数百伏以上的电压或安培级的电流引入生物体，将会引起生物组织不可逆的损害。这种现象就是电击或触电。

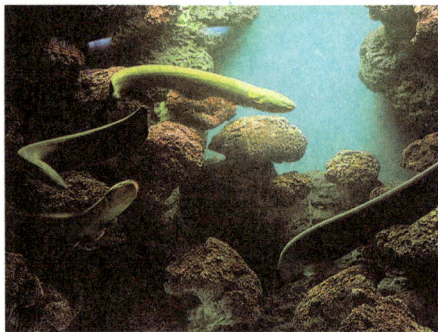
电鳗

生物钟

决定生物生理活动的周期性波动的内生节奏。又称生理钟。有两种假说试图对生物钟进行解释：一种是外源说，认为生物体系根据外界自然周期现象定时，因而产生了与天体物理因子等同步的节律。另一种是内源说，认为生物钟是先天性和遗传性的，是一种内在的振荡机制；节律周期之所以与自然周期一致，则是在外界调时因子作用下，长期适应和自然选择的结果。美国哈佛大学的研究者通过观察和试验证实，位于人脑视交叉上部宽度不到0.25毫米的细胞群为时限细胞，是生物钟细胞的一种。

生态学

研究生物与环境及生物与生物之间相互关系的生物学分支学科。"生态学"一词是德国生物学家 E. 海克尔于 1869

年提出的。生物的生存、活动、繁殖需要一定的空间、物质与能量。生物在长期进化过程中，逐渐形成对周围环境某些物理条件和化学成分（如空气、光照、水分、热量和无机盐类等）的特殊需要。任何生物的生存都不是孤立的：同种个体之间有互助，有竞争；植物、动物、微生物之间也存在复杂的相生相克关系。人类为满足自身的需要，不断改造环境，环境反过来又影响人类。随着人类活动范围的扩大与多样化，人类与环境的关系问题越来越突出。因此近代生态学研究的范围，除生物个体、种群和生物群落外，已扩大到包括人类社会在内的多种类型生态系统的复合系统。人类面临的人口、资源、环境等几大问题，都是生态学的研究内容。

食物链

各种生物之间由于食物关系而形成的联系。又称营养链。

食物链主要有3种类型：生物界普遍存在的由捕食方式而形成的食物链称为捕食链，即弱肉强食，小的被大的吃食；生物体以寄生方式而形成的食物链称为寄生链，如马蛔虫寄生在马的体内，有些原生动物又寄生在马蛔虫的体内；专以动植物遗体为食物而形成的食物链称为腐生链，在热带雨林生态系统中，腐生链占有重要地位。生物通过取食建立的联系是相当稳定的，一般是始于植物或植食性动物，而终于肉食者，一环套着一环，环环相扣。食物链中任何一环的改变都会引起整个食物链的变动。

在一个生态系统中，动植物之间都是借助食物关系联系起来的，常常有许多条食物链彼此交错，构成一个错综复杂

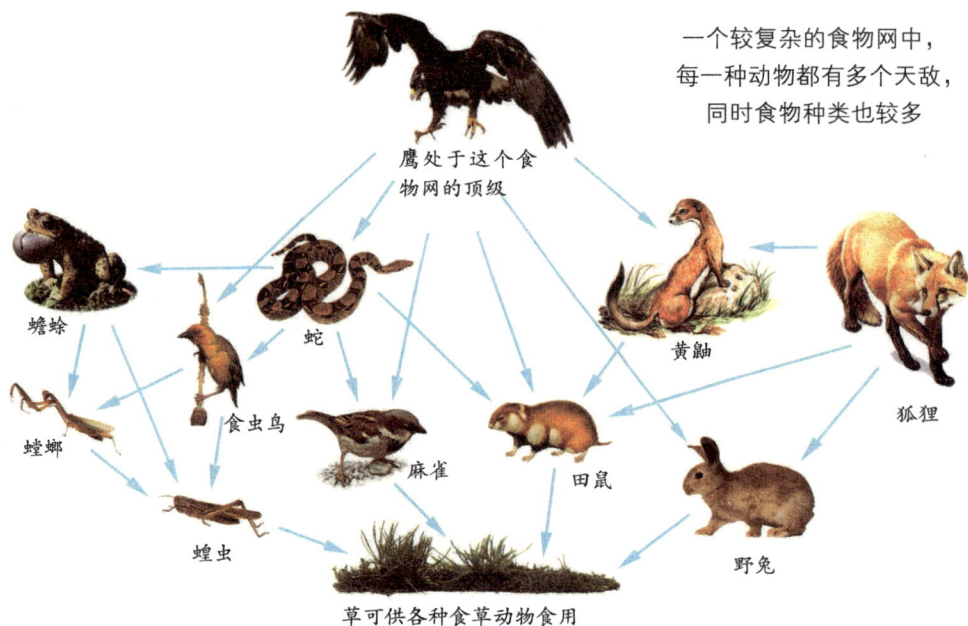

一个较复杂的食物网中，每一种动物都有多个天敌，同时食物种类也较多

鹰处于这个食物网的顶级

蟾蜍

蛇

黄鼬

狐狸

食虫鸟

螳螂

麻雀

田鼠

野兔

蝗虫

草可供各种食草动物食用

生命与健康

的网络，形成食物网。

生态系统内的生物种类越丰富，食物网越复杂，生态系统也就越稳定。食物网维持着生态系统的平衡。在一个生态系统中，不论是生产者还是消费者，只要其中某一种群的数量突然发生变化，就必然牵动整个食物网，从而影响生态系统的平衡。

生态平衡

生态系统各部分的结构与功能均处于相互适应与协调的动态。生态系统内部具有一种自动调节的能力，这种能力在一定范围内能够保持生态系统自身的稳定性。在一定的限度内，生态系统可以忍受一定限度的压力，来维持自身的动态平衡。

在生物种类多样的情况下，生态系统一般比较容易保持稳定，即使生态系统内部某一部分的功能发生了障碍，这种障碍也会因其他部分的调节而得到补偿。相反，生物种类单一、内部结构简单的生态系统，其内部自动调节的能力就弱。

生态系统内部这种自动调节能力是有一定限度的，超出这个限度，就是人们通常所说的"生态平衡失调"或者"生态平衡遭到破坏"。导致生态平衡遭到破坏的因素有自然因素和人为因素，而且往往是人为因素作用强化了自然因素作用的结果。例如，人为破坏植被而造成的山洪暴发、水土流失、干旱和风沙等灾害，已经成为当前自然界生态平衡遭到破坏的重要表现。

生物多样性

各种生态复合体的总称。包括物种、遗传、生态系统和自然景观多样性4个层次。生物多样性既是生物之间及其与环境之间复杂的相互关系的体现，也是生物资源丰富多彩的标志；是对自然生态平衡基本

规律的一个简明的科学概括，也是衡量生态发展是否符合客观规律的主要标准。研究生物多样性的目的在于减少由于人类发展所导致的资源问题，减缓许多物种日益濒临受威胁乃至绝灭的趋势，并使这些自然遗产得到保护和合理利用。

共生与寄生

两个不同种的生物彼此互利地在一起生活的现象称为共生。共生的生物和谐地生活在一起，彼此互相帮助、互相依赖。地衣是共生现象中最突出、最完善的类群。它们是藻类和真菌共生的共同体，地衣中的藻类向真菌提供有机物，而地衣中的真菌向藻类提供无机盐和水，如果去掉地衣中的藻类，地衣中的有些真菌甚至不能生存。

寄生与共生不同，是一种"以损害别人来养活自己"的

19

生活方式。寄生分为体内寄生和体外寄生。寄生的生物称作寄生物或寄生虫，被寄生的生物称作宿主或寄主。在豆科植物上常见一种茎细柔、呈丝状的植物，名为菟丝子，是一种危害大豆等作物的寄生植物。动物性的寄生物多数是无脊椎动物，如蛔虫、丝虫、疟原虫、蜱、螨等。寄生物给寄主造成不同程度的危害，产生疾病，甚至使寄主丧生。

生物群落

居住在一个地区的一切生物所组成的共同体。每一群落内的各个生物都互相联系、互为影响，并各自独立地、恒定地利用和消耗能量。群落有大有小，无数的小群落构成大群落，例如森林和池塘就是大群落。大群落具有自我维持和自我调节的生物学功能。

生物群落是分层的，群落成员因所占据的空间不同，常呈现出垂直和水平的分化，垂直分层尤为明显，这是群落结构的一个基本特征。例如，草原群落可分为地下层、地表层和草层。群落分层使单位面积上可容纳的生物数目加大，使它们能更安全、更多方面地利用环境条件，大大减弱了它们之间的竞争强度，而且多层群落比单层群落有更大的生产力。

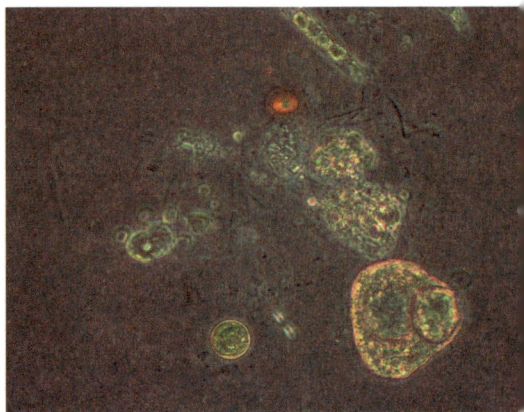

海洋生物群落光学显微照片（硅藻、绿藻和原生动物等）

生物群落还有一系列其他基本特征，包括：群落中物种的多样性，拥有各种动植物、微生物；群落生长形式的多样性，具有森林、灌丛、草地、沼泽等；拥有优势种，即群落中有个体大、数量多或活动性强而对群落的特性起决定作用的物种；相对丰盛度，即群落中不同物种的相对比例、营养结构等。

每种植物在群落中所起的作用是不一样的，常常一些种以大量的个体出现，而另一些种以少量的个体出现，个体多而且体积较大的植物种决定整个群落的外貌，群落也常以此得名。地球上生物群落的种类很多，主要分为陆地群落和水生群落两大类。水生群落的结构比陆地群落简单些。在水生生物群落中占优势的是低等植物，尤其是藻类起的作用最大。而陆地生物群落以高等有花植物占优势。总之，在一定区域内的生物群落的结构都与环境中的各种生态因素有着密切的关系。

生态系统

一定空间中的生物群落与其环境组成的系统，其中各成员借助能量流动和物质循环形成一个有组织的功能复合体。"生态系统"一词是1935年由英国生态学家A.G.坦斯利提出的。

自然界的生态系统大小不一，多种多样。可分为水生生态系统（如海洋、湖泊、河流等）和陆地生态系统（如森林、草原等），以及人工生态系统（如城市、公园等）。在一个生态系统内，组成生态系统的生物种群和它们的相对数目在一定时期内保持或多或少相同。生态系统内生物种群之间的相互关系以一种网络形式出现，网络中的联系越多样、越复杂，系统也就越稳定。因为在这种情况下，当一个联系环节消失，它会被另一个取代，不会导致整个系统的瓦解。太阳能是驱动生态系统做功的最基本能源。

无论小面积的害虫防治、山林管理，还是大范围的农业规划、水土保持，甚至全国性的国土整治等问题，都需要从生态系统的观点来考虑。生态系统理论已成为现代环境科学的基石。

海洋生态系统

天然水体中最庞大的水生生态系统，是具有高盐分的特殊水环境。它的动植物类群与陆地淡水类群有明显的不同。与陆地生态系统比较，海洋生态系统生态地位的分化，无论食物的地位还是生活场所都要复杂得多。

构成海洋生态系统的要素有：自养生物、异养生物、分解者、溶解的和悬浮的有机物质、参加物质循环的无机元素、非生物的环境要素等。由于海洋各部分都有其特定的自然地理条件和生物演化历史，因此形成了不同特点的次一级生态系统。海洋生态系统的次一级生态系统主要有：沿岸、海湾、河口生态系统，藻场生态系统，珊瑚礁、红树林和沼泽湿地生态系统，海岛生态系统，外海及上升流海洋生态系统。海洋丰富的生态系统决定了它丰富的生物多样性。海洋生物大约有 25 万种之多，从原生动物到脊椎动物都有分布，它们在海洋生态系统中都占有各自的位置，并在其中生活着。

淡水生态系统

江河、湖泊及沼泽中淡水生物相互构成的依存关系和由此而形成的自然环境。在这一生态系统中，主体是淡水，其他各种水生动植物都属客体，只要主体的淡水环境不被破坏，客体一般不会出现太大的问题。淡水生态系统可以分为两类，一类是动水生态系统，即河流生态系统；另一类是静水生态系统，主要指湖泊、水库生态系统。两者都应包括周边的淡水湿地。一个稳定的淡水系统，是一个生物群落多样性丰富的系统，是一个食物链（网）结构复杂而完善的系统，是一个物质循环、能量流动及物种流动通畅的系统。

森林生态系统

陆地生态系统的主体，陆地上面积最大、结构最复杂、生物量最大、初级生产力最高的生态系统。森林生态系统分布在湿润或较湿润的地区，其主要特点是动植物种类繁多，群落的结构复杂，种群的密度和群落的结构能够长期处于较稳定的状态，尤其是热带雨林生态系统。

森林中的植物以乔木为主，也有灌木和草本植物。由于在树上容易找到丰富的食物

和栖息场所，森林中的动物营树栖和攀缘生活的种类特别多，如松鼠、貂、眼镜猴、长臂猿、避役和树蛙等。由于森林中障碍物多，肉食性动物常采用伏击的方式进行捕食，被捕食的动物往往采用隐蔽躲藏的方式来逃脱敌害。由于森林中地下树根密集，土壤潮湿，不利于动物挖洞和穴居，森林中这类动物比较少见。森林中的鸟类大都把巢筑在树杈上或树洞里，这显然要比在地面上筑巢安全得多。

草原生态系统

草原地区生物和草原地区非生物环境构成的生态系统。草原生态系统在其结构、功能过程等方面与森林生态系统具有完全不同的特点。

草原生态系统的生产者不是高大的乔木，而是以禾本科、菊科植物为主的草本植物。其

地上部分现存量（生态系统特定时刻全部活有机体的总重量）较低，而地下部分有发达的根系，且以细根为主。草原生态系统地下部分现存量是地上部分现存量的5倍以上。草原生态系统的消费者在野生动物中以啮齿动物为主，分解者以真菌、细菌、放线菌为主。草原生态系统的非生物环境也很具特色，一般降水量较低，在中国都低于450毫米。草原生态系统不仅是重要的畜牧业生产

基地，而且是重要的生态屏障。

城市生态系统

城市居民与周围生物和非生物环境相互作用而形成的一类具有一定功能的网络结构，也是人类在改造和适应自然环境的基础上建立起来的特殊的人工生态系统。城市生态系统由自然系统、经济系统和社会系统组成。城市中的自然系统包括城市居民赖以生存的基本物质环境，如阳光、空气、淡水、

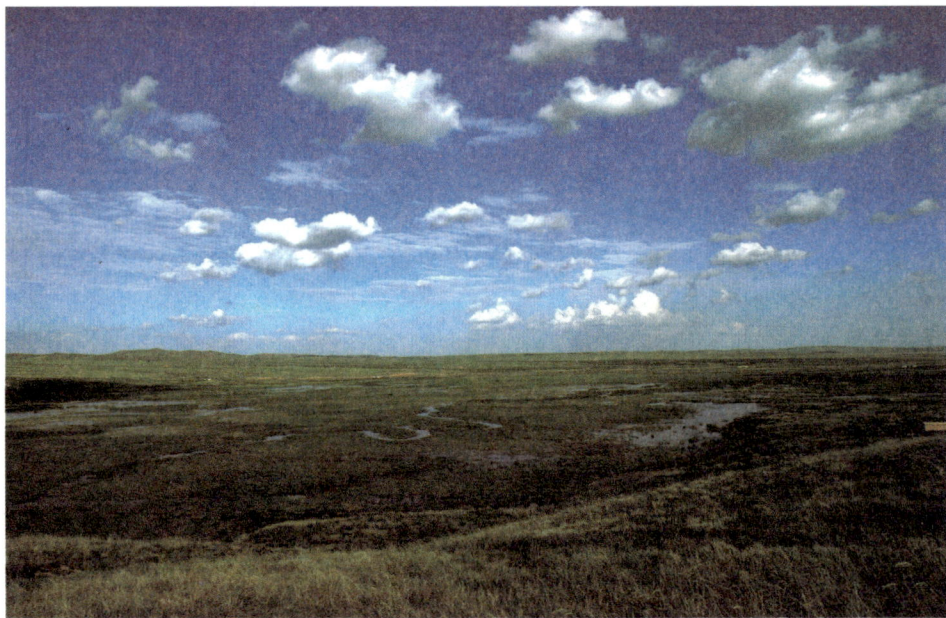

锡林郭勒草原国家级自然保护区

土地、动物、植物、微生物等；经济系统包括生产、分配、流通和消费的各个环节；社会系统涉及城市居民社会、经济及文化活动的各个方面，主要表现为人与人之间、个人与集体之间以及集体与集体之间的各种关系。这三大系统之间通过高度密集的物质流、能量流和信息流相互联系，其中人类的管理和决策起着决定性的调控作用。

生物入侵

某种生物从外地自然传入或人为引种后成为野生状态，并对本地生态系统造成一定危害的现象。外来生物在其原产地有许多防止其种群恶性膨胀的限制因子，这些限制因子能将其种群密度控制在一定数量之下，其中捕食和寄生性天敌的作用十分关键。一旦它们侵入新的地区成为外来生物，失去了限制因子，其个体数量则会迅速增长并蔓延成灾。自然界生态环境中存在着食物链，天敌之间相互制约，一旦某种生物人为绝灭和人为引入，都会产生一系列难以想象的后果。

生物入侵分有意和无意两种。随着物种的引进，这些外来"移民"一方面可能造福人类，一方面也可能给当地生态环境乃至经济发展造成一定影响。

生物地球化学循环

生物所需要的化学元素在生物体与外界环境之间的转运过程，包括水循环、碳循环、氮循环、磷循环、硫循环和其他元素及化合物的循环。具有生物学意义的主要是可溶性物质随水流的运动。生物需要的液态物质就是水及其中溶解的营养物。但水流只能由高而低单向流动，即从高海拔流向低海拔，最后汇于海洋。水分蒸发为气态后才能随气流返回内陆，原来溶于水中的物质大部分不能随同返回。气态物质的活动性最大，特别是陆地生物生活于空气中，摄取和排放气态物质都很方便。自然界中的水，以及碳、氮、磷、硫等元素的循环，基本是以液、气两种物态进行的。以溶液方式运动的营养物（如磷），大量地以沉积物的形式贮存在土壤和岩石中，这类物质的循环常称为沉积型循环。

生物圈

地球表层中生物栖居的范围，包括全部生物和它们赖以生存的自然环境。地球上的几百万种生物大多存在陆地上和海面下各约100米的范围内。

在地球的表面自上而下分布着大气圈、水圈和岩石圈3个圈层。3个圈层中适于生物生存的范围就是生物圈。岩石圈是指地壳的固体部分，地球上的大多数生物都生活在岩石圈上。水圈包括地球上全部海洋和内陆水域，在水圈中几乎到处都有生物。大气圈在岩石圈和水圈的上方，由各种不同的气体组成，其中含量最多的是氮气和氧气，大气圈中的生

潮湿空气冷却时变成水滴或雪花而形成降水

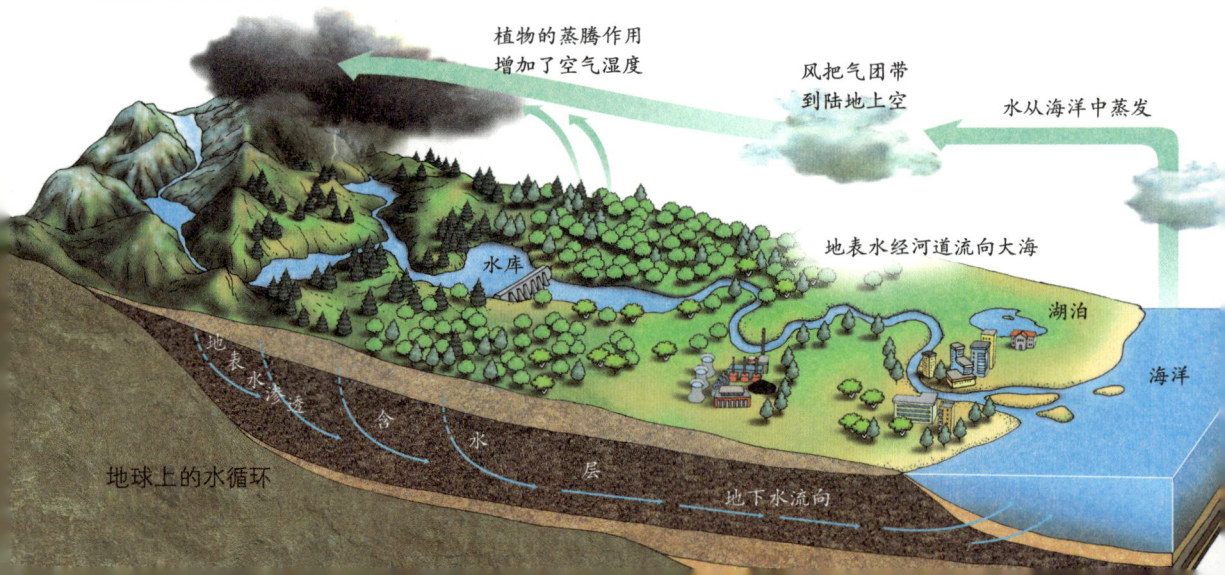

植物的蒸腾作用增加了空气湿度

风把气团带到陆地上空

水从海洋中蒸发

水库

地表水经河道流向大海

湖泊

海洋

地表水径流

含水层

地下水流向

地球上的水循环

物主要分布在底层，即大气圈与岩石圈、水圈的交界处，鸟类在 1000 米以下的空中飞行。

生物圈中的各个生态系统都存在着一定联系。河流连通着海洋；森林通过强大的蒸腾作用增加降雨，又通过茂密的枝叶和根系保持水土，影响着河流；海洋蒸发的水蒸气随大气飘向陆地上空，又能变成雨或雪。在寒冷的冬季，植物的光合作用几乎完全停止，但人们并没有感到缺氧，这是因为其他温暖地区的植物在不断释放出大量氧气，氧气能随着大气的流动而流向四方。因此，整个生物圈在结构和功能上是一个整体，是地球上最大的生态系统。

浮游生物

行动能力微弱，主要受水流支配悬浮于水层中的生物。一般个体很小，在显微镜下才能看清其构造，但种类繁多、数量很大、分布很广。从大海或池塘中取一滴水放在显微镜下观察，会看到许多浮游动物和植物。它们大都由一个细胞组成。包括单细胞动植物、细菌、小型无脊椎动物和某些动物的幼体，以及极少数的大型种等。

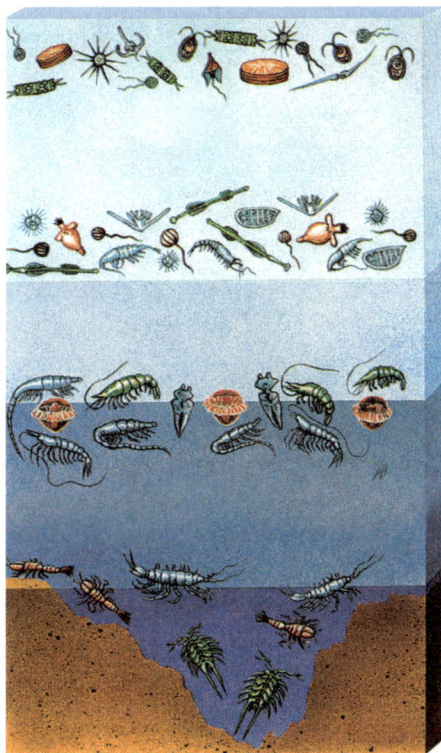

浮游植物分布在水面或日光可以穿透的浅处，因为这里有它们进行光合作用所需的阳光。浮游动物分布在水层中和近海底水层

有些鱼类以吃小虾、鱼虫等浮游动物为生，而小虾、鱼

虫又以浮游植物为食。浮游生物是食物链中的重要一环，是水生生物的重要组成部分。

游泳生物

在水中能克服水流阻力而自由游动的水生动物。游泳生物即游泳动物，主要有鱼类、水生哺乳类、头足类、甲壳类、爬行类和少数鸟类。游泳生物与浮游生物的不同之处在于前者能主动地自由行动。

游泳动物分布全球，从海洋到内陆水域，从两极到赤道水域都可以见到。大多数游泳动物具有洄游习性。它们的游泳能力、速度和方式有很大差异。有的可长途跋涉往返千百海里（1 海里＝1852 米），到产卵场生殖或到索饵场所取食，还可在冬季到深水处或低纬度水域过冬。游泳动物的游泳速度依种类而异，淡水中生活的某些种类，只在几乎是"静止"

的水体中游动；而海洋中的海豚却能以每小时 40 千米的速度持续游泳很长时间，最快速度可接近每小时 60 千米。生活在大海中的游泳动物，没有任何可供辨认方向的目的物，却常常能进行有规律地远程洄游，这是物种对外界环境条件长期适应的结果。

底栖生物

栖息于海洋或内陆水域底内或底表的生物。底栖生物是水生生物中的一个重要生态。它们种类繁多，淡水中的底栖生物主要是水草、软体动物、环节动物等。海洋中底栖生物最多，自海岸到超过万米的海底深处都有生存，有无脊椎动物的绝大部分门类、大型藻类和少数种子植物（海草、红树林等）。藻类和种子植物固着于底表,仅栖于透光的浅水区。动物的生活方式则多种多样，蛤类、海胆埋栖于水底泥沙中，虾、多毛虫穴居于底内管道里，牡蛎附着于岩礁上，鲍、螺类匍匐爬行于基底等。

许多底栖生物是渔业捕捞或养殖的对象，具有重要的经济价值。其中最主要的是虾蟹类和贝类。不少底栖生物是鱼类等的天然饵料，它们数量的多少影响着鱼类等的数量。

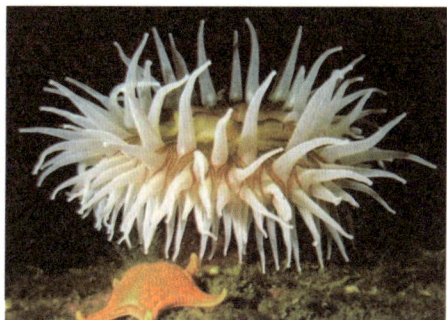

海洋底栖生物

发光生物

能够发出光辐射的生物体。自然界具有发光能力的生物种类很多。从最简单的细菌、原生动物到植物、无脊椎动物和鱼类动物中都有发光生物，这些生物体内能分泌一种会发光的物质或具有发光细胞。

全世界已发现的发光生物约有 30 纲 538 属，其中海洋发光生物约占 86％，在水深 600 米以下水层中，大部分动物能发光。发光鱼类大都栖息在海洋深处，这些鱼身体上有发光细胞或附着发光细菌，发光鱼类的发光部位和器官不同，鲽鱼的发光器是它的一对眼睛，

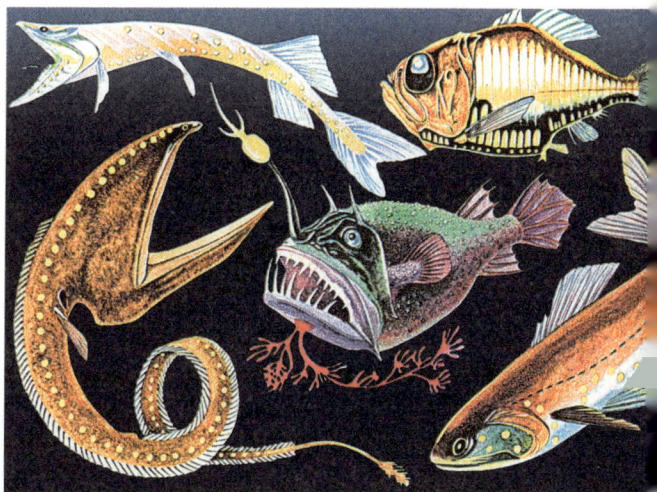

距海面 600 米以下的海洋里虽然一片黑暗，但由于许多鱼类都能发光，所以也可以见到游动的点点光亮

深海鲨鱼、星光鱼是腹部发光，灯笼鱼是身体侧面发光。这些深海鱼类发光，主要是为了引诱小鱼靠近自己，以利于捕食。

另外发光还可以帮助寻找伙伴，通知伙伴自己所处的位置。

生物发光启发人类从工程角度研究、模拟这种发光效率极高而产生热量极少的荧光现象。在军事上，观察海洋动物发光的突然暴发现象，可以判别水下是否存在军事设施及其他各种敌对目的物。

候鸟与留鸟

鸟类随着季节不同而变更生活地区的习性称为迁徙。人们根据鸟类有无迁徙习性，将它们分为留鸟和候鸟。

有些鸟一年四季都在繁殖区域里生活，没有迁徙的习性，如喜鹊、麻雀等，这类鸟称为留鸟。

有些鸟每年随着季节的变化而改变它们的生活地区，常常在一个地区产卵、育雏，到另一个地区越冬，这类鸟称为候鸟。有些候鸟总是在秋天时，从北方高纬度地区飞到某地过冬，对这一地区来说就是冬候鸟，如大雁、野鸭等。冬候鸟往往在第二年的春夏季，又飞回北方的繁殖地区。而有些候鸟总是在春夏季飞到北方筑巢、孵卵、育雏，到秋冬时再飞往南方，对这一地区来说就是夏候鸟，如家燕、白鹭、杜鹃等。候鸟的迁徙是有规律的，通常是一年两次：一次在春季，一次在秋季。天鹅夏季在中国东北、华北一带繁殖，秋冬季节飞到印度等地过冬。引起鸟类迁徙的原因很复杂，现在一般认为迁徙是鸟类的一种本能，是鸟类对外界生活条件长期适应的结果。

迁徙

动物周期性地往返于不同地区之间的远距离移居行为，例如候鸟的迁飞和鲸的洄游。迁徙行为主要见于鱼类、鸟类和哺乳类，一般以一年为周期，其水平距离常跨越不同的温度带，且除幼体外主要采取主动移动方式。主要包括迁飞、洄游和陆地迁徙。迁飞是空域迁徙的别称，包括鸟类和昆虫类的迁徙，最发达的迁徙行为是鸟类的迁飞。洄游即水域迁徙，大多数鱼类都有洄游行为。陆地迁徙不太发达，如非洲的斑马在干湿季节变动时追逐水草，可游动千里以上。

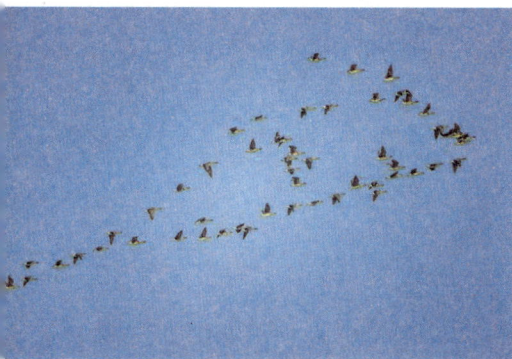

鸟类迁徙

保护色

动物适应栖息环境而具有的与周围环境色彩相似的体色。保护色可以保护动物，使之不易被敌害发现。昆虫大多具有保护色，它们的体色往往与所处的环境，如绿叶、枯叶、树皮、土壤的色彩相似。在松树上生活的松天蛾一般都是褐色的，与松树皮的颜色相近。同一种昆虫，由于生活环境不同，会呈现不同的颜色。如生活在青草地上的蚂蚱是绿色的，生活在枯草地上的蚂蚱却是褐色的。

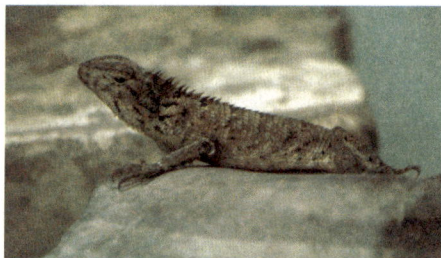

变色树蜥

警戒色

某些有恶臭或毒刺的动物所具有的鲜艳色彩和斑纹。警戒色与保护色都是在体色上的适应，但警戒色的色彩、斑纹是鲜艳醒目的，与环境色调极不一致。这样的体色起着警戒作用，是"恶臭"与"毒刺"

的信号。这是动物在进化过程中，在同种个体多次被捕食的基础上，逐渐在体色上形成的一种保护性适应。警戒色主要表现为某些昆虫对食虫鸟或其他动物的适应。如瓢虫身上布满了有颜色的斑点，但气味难闻，使食虫动物望而却步。

拟态

一种生物在形态、行为等特征上模仿另一种生物从而获益的生态适应现象。在长期的自然选择过程中，有许多种生物的外表形态或色泽斑纹与周围环境中的其他生物或非生物非常相似。如一些可食性物种模拟不可食物种的贝茨氏拟态，两种具有警戒色的不可食物种互相模拟的米勒氏拟态等。

在自然界，拟态现象普遍存在。竹节虫或尺蠖的幼虫静止时与周围的树枝几乎没有分别，还有貌似蜜蜂的食蚜蝇、

与黄蜂相似的蛾子、看似一摊鸟粪的蝶幼虫等，这些拟态有效地逃避了鸟类的捕食。某些鱼类尾部以及眼蝶翅上的大型眼状花斑、杜鹃的仿鹰飞行、色彩鲜艳的无毒蛇……这些拟态起到了恐吓对手保护自己的作用。有些兰花的花斑酷似雌蜂，可有效地欺骗雄蜂前来"交尾"，从而完成花的传粉过程。有些杜鹃产下的卵与寄生巢内的卵真假难辨，极大地增强了巢寄生的成功率。

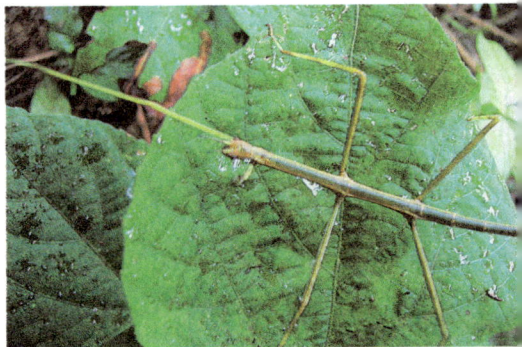

竹节虫的身体和腿长得很像植物的枝条，经常能骗过天敌的袭击

社会行为

群居在一起的动物相互影响、相互作用的表现形式。蜜

蜂、蚂蚁等动物，一生下来就在一个拥挤喧闹的社会里，过着一种高度社会化的生活。这样的动物称为社会性动物。这些动物经常协同作战、共同捕猎，团结就是力量在它们身上得到了很好的体现。然而，群居在一起的生活方式让这些动物在食物资源、空间资源乃至配偶资源上都要进行激烈的竞争，难免产生纠纷，甚至血腥争斗。如何趋利避害，保证种群的延续壮大，动物自有它们的一套行为准则。

遗传与变异

　　生物的亲代能产生与自己相似的后代的过程称为遗传。遗传物质的基础是脱氧核糖核酸（DNA），亲代的遗传物质DNA传递给子代，使遗传的性状和物种保持相对的稳定。生命之所以能够一代一代地延续，主要是由于遗传物质绵延不断地向后代传递，从而使后代具有与前代相似的性状。

　　但是，亲代与子代之间、子代的个体之间，都不会完全相同，总是或多或少地存在着差异，这种现象称为变异。变异的方式主要有两种：渐变和突变。变异的成因也有两种：一种是由于遗传物质发生改变而引起的，称作遗传的变异，这种变异会遗传下去。另一种是由于环境条件发生改变而引起的，称作不遗传变异，这种变异一般只能在当代表现出来，不能遗传给后代。生物发生的变异，无论是遗传的还是不遗传的，都是育种工作的对象。把发生变异的生物体进行培育、选择，将需要的变异性状巩固下来，就能培育成新的品种。

　　遗传是相对的，各种后代与祖先之间保持一定的连续性，因而各个物种可以延续下去。变异是绝对的，不可能后代永远和祖先一个样，在自然的和人工的因素作用下，遗传性状发生突变或发生渐变，而有些变异又能遗传下去，于是产生更多的新物种，使生物不断地向前发展。

杂交

通过不同基因型的个体之间的交配而取得某些双亲基因重新组合的个体的方法。一般情况下把通过生殖细胞相互融合而达到这一目的的过程称为杂交，而把由不同类型的体细胞相互融合达到这一结果的过程称为体细胞杂交。杂交产生的后代称为杂种。

同一个体或同一无性繁殖系的个体间交配称为自交。除自交之外的一切交配，不论亲体双方的基因型有无差异都属于异交。子一代个体与其亲代个体之一的杂交称为回交。杂种个体与纯合隐性品系个体之间的杂交称为测交。统计测交后代表型的比例即可知道该杂种个体配子的基因型和各类基因型配子的比例。测交对于论证孟德尔定律具有重要作用。

染色体

真核细胞在有丝分裂和减数分裂时期出现的由染色质聚缩而形成的亚细胞结构。一般呈棒状，因能被碱性染料染色而得名。染色体由 DNA、蛋白质和少量核糖核酸（RNA）组成，并能进行自我复制。所有细胞核内都含有染色体，而且都是成双成对地存在，但染色体的数目和形态却不同。果蝇体细胞内染色体数是 8 条，玉米是 20 条，水稻是 24 条，猪是 40 条。人的染色体有 46 条，共 23 对。其中 22 对男女都一样，称为常染色体；另外的一对男女有差异，称为性染色体。女性的这一对性染色体形态、大小完全相同，即 XX 染色体；男性的这一对性染色体形态、大小差别很大，即 XY 染色体。

染色体上载有一个物种的全部遗传信息，物种的区别由染色体的差别决定。染色体在细胞分裂时，能够复制出完全相同的另一套，并且分配给新生细胞，所以父母会把自己的一些遗传信息传递给子女，在子女的个体发育过程中，父母的遗传信息通过个体的性状表现出来，保证了父母与子女在遗传上的延续和稳定。如果染色体的数目或结构先天异常，就会引起胎儿畸形或智力低下等。

基因

含特定遗传信息的核苷酸序列。生物遗传物质的最小功能单位，控制生物的性状、变异和生理功能。除某些病毒的基因由 RNA 构成以外，其余生物的基因都由 DNA 构成。每个基因由不同排列顺序的许多核苷酸组成。不同的基因有不同的功能，各有非常严格的专一作用，例如只有珠蛋白基因才能控制珠蛋白的合成，别的基因对珠蛋白毫无作用。

基因能自我复制，并有相对稳定性，但可以通过突变形成各种突变型，这在农作物杂交遗传等方面有重大的意义。

生物芯片

通过缩微技术，在一种固相基质上平行检测大量生物样品特有信息的技术。可分为基因芯片、DNA 芯片、蛋白质芯片、细胞芯片和组织芯片等。

最早的生物芯片为 DNA 芯片。将基因、DNA 或寡聚核苷酸片段作为探针，按照特定的排列方式固定在硅片、玻片或塑料片上。杂交时，首先将待测的 DNA 或 RNA 样品用荧光化合物标记,然后与芯片温浴。待测样品中凡是含有与芯片 DNA 探针互补顺序的核酸分子均可与之形成杂交双链。将激光共聚焦显微镜采集的荧光信号在计算机上进行处理,最终转变为数字模式。

生物芯片技术可广泛应用于疾病诊断和治疗、药物筛选、农作物优良品系选育、司法鉴定、食品卫生监督、环境检测、国防、航天等许多领域。

克隆

原意指植物无性繁殖得到的可连续传代并形成的群体。"克隆"这个词来源于英文"clone"。自然界早已存在天然植物、动物和微生物的克隆,然而天然的哺乳动物克隆的发生率极低。因此,人们开始探索用人工的方法来进行高等动物克隆。在现代生物学中"克隆"

已被广泛用于基因工程、细胞工程和生物个体的复制,"克隆"被赋予新的含义,所以克隆主要包括基因克隆、细胞克隆和生物个体克隆。克隆技术是指由众多的基因或细胞群体中通过无性繁殖和选择获得目的基因或细胞系的技术操作。基因克隆技术及细胞克隆技术是现代生物技术的关键技术,也是现代肿瘤生物治疗中的重要技术。动物克隆技术的前景非常广阔,但是以产生人类个体为目的的克隆受到严格的禁止。

生物工程

利用生物体和它们的产物以及生物体所包含的信息来改善人类的健康及人类所处的环境的技术方法以及相关的科学研究活动。又称生物技术、生物工艺学。生物工程利用有生命物质来影响或改变无生命现象,或用自然科学的方法和技

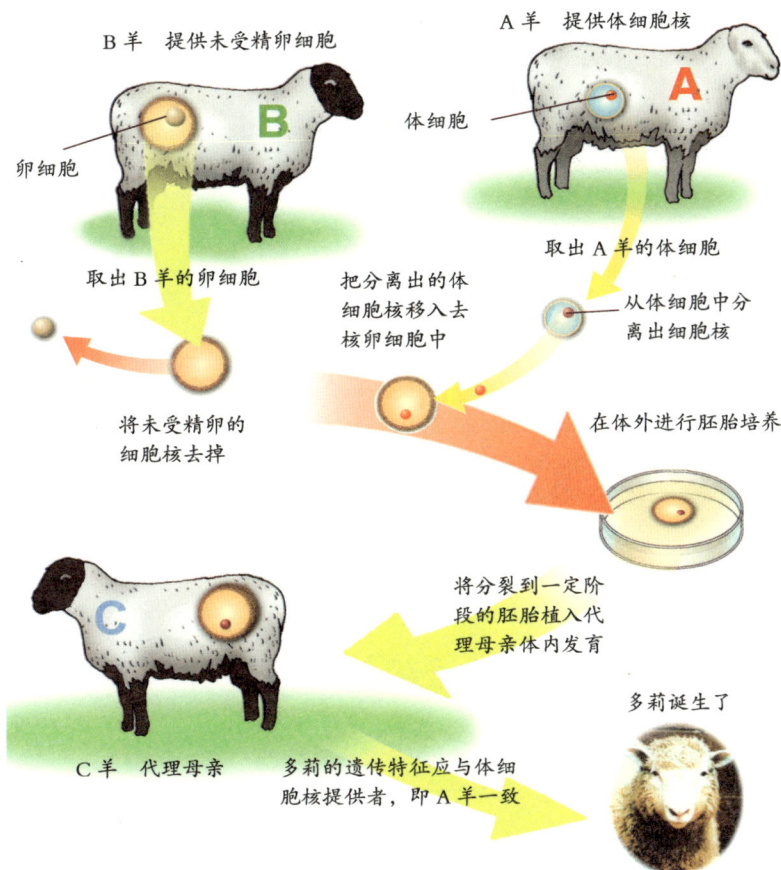

B羊 提供未受精卵细胞

A羊 提供体细胞核

卵细胞

体细胞

取出B羊的卵细胞

把分离出的体细胞核移入去核卵细胞中

取出A羊的体细胞

从体细胞中分离出细胞核

将未受精卵的细胞核去掉

在体外进行胚胎培养

将分裂到一定阶段的胚胎植入代理母亲体内发育

多莉诞生了

C羊 代理母亲

多莉的遗传特征应与体细胞核提供者，即A羊一致

多莉是世界上第一只由成年动物体细胞培育出的哺乳动物，它的出生标志着人类的生物技术又迈入了一个新的阶段

术来影响或改变有生命现象的自然过程，以达到为人类服务的目的。

生物工程的范围非常广，可以划分为分子水平的酶工程、基因工程，细胞水平的细胞工程，以及发酵工程。生物工程学的研究，能够充分、合理地利用生命物质为人类造福。

细胞工程

应用细胞生物学和分子生物学的原理和方法，通过某种工程学手段，在细胞整体水平或细胞器水平上，按照人们的意愿来改变细胞内的遗传物质

番茄是在茎枝
上结果的植物

马铃薯是在根
上结块茎的植物

从番茄植株
上取出一个
番茄细胞

从马铃薯植株
上取出一个马
铃薯细胞

番茄细胞

马铃薯细胞

番茄细胞
和马铃薯
细胞融合

融合后的
杂种细胞

将杂种细胞进
行组织培养，形
成的新植物就
带有原来两种
植物的性状。

杂种细胞长成地下结马铃薯，地上结番
茄的"二层楼"作物——番茄薯

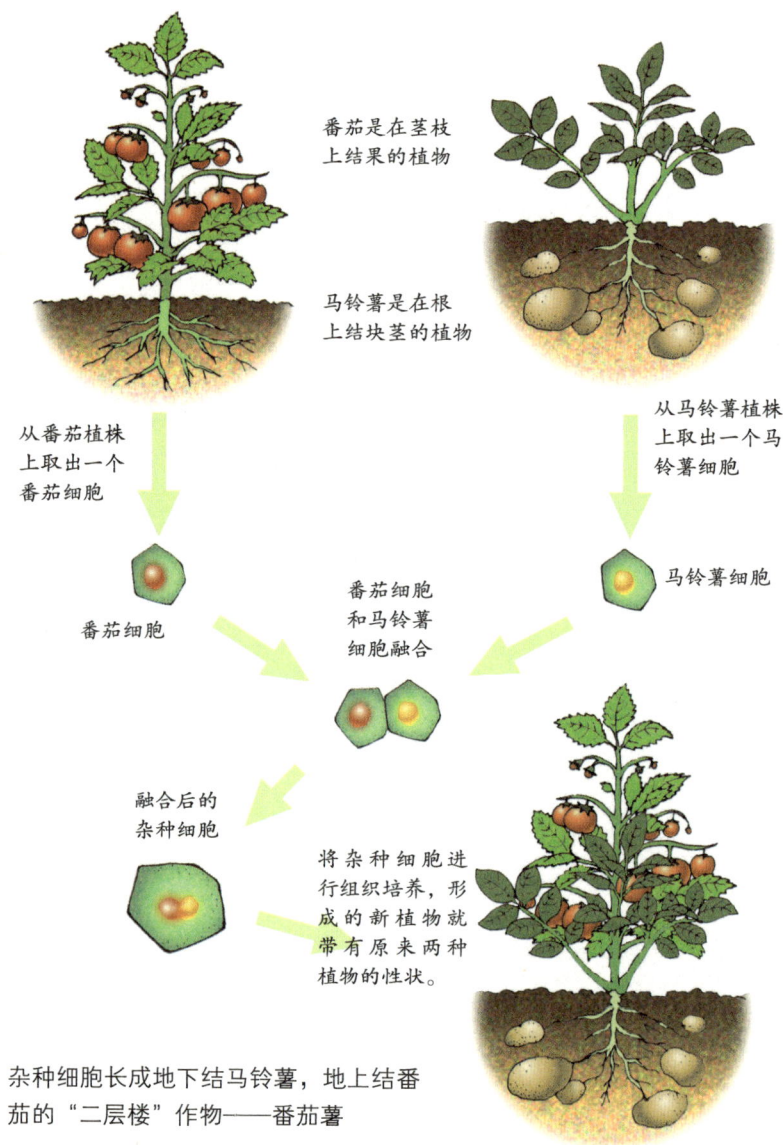

或获得细胞产品的一门综合科学技术。

细胞工程可分为6个方面：①细胞培养技术，利用合成或提取的营养成分，在人工条件下进行生物体外的细胞培养。

②染色体工程，将一种生物的特定染色体，按照人们的意图予以消除、添加，或同别的生物的染色体置换等改造的技术。③染色体组工程，诱导增加或减少一个生物体内整套染色体

组数的技术。④细胞质工程，研究真核细胞的核、质相互关系以及细胞器、胞质基因的转移等细胞拆合的技术，又称细胞拆合工程。⑤细胞融合工程，用自然或人工的方法，使两个或几个不同的细胞融合成一个细胞的过程。⑥干细胞工程，实质上也属于细胞质工程，具有巨大的医学应用前景，逐渐发展成了一门独立的工程技术。

基因工程

在基因水平上的遗传工程。它是用人为方法将所需要的某一供体生物的遗传物质——DNA大分子提取出来，在离体条件下用适当的工具酶进行切割后，把它与作为载体的DNA分子连接起来，形成一个重组DNA分子，然后将其导入某一更易生长、繁殖的受体细胞中，让外源遗传物质在其中"安家落户"，进行正常复制和表达，从而获得新物种。

基因工程可以复制、扩增和表达同源或异源基因，从而为研究个别基因及整个基因组的结构和功能创造了条件。配合后来出现的分析、扩增和改变基因结构的方法，推动了生命科学几乎所有领域，特别是遗传学、发育生物学、分子生物学和细胞生物学等学科的发展。有关人类基因组计划突飞猛进的发展，基因工程技术是其中最重要的基础。此外，基因工程在工业、农业和环保等领域中也得到了广泛应用。

转基因

通过物理、化学或生物的方法导入生物体内的外源或经过修饰的基因。涉及目标基因的克隆、转基因表达载体的构建、合适的转基因受体的选择、转基因细胞系的筛选以及转基因个体的分子检测。

植物转基因一般是利用生物或物理化学等手段，将外源基因导入植物细胞，然后经组织培养获得转基因再生植株。转基因植物对解决人类面临的资源短缺、环境污染与效益减退等问题都有突出的贡献。动物转基因技术中实现外源基因的导入与整合是转基因能否成功的关键。常用的方法有显微注射法、病毒转染法、生殖细胞介导法和胚胎干细胞转化法等。转基因动物在基因表达与调控的基础理论研究、贵重药物生产、人类疾病模型动物的建立、人类移植用器官的生产、家畜新品种的培育等方面均已得到广泛应用，在改良畜禽生产性状，提高畜禽抗病力，发展动物乳腺反应器等领域均有重要意义。

转基因技术具有两面性。许多科学家认为转基因技术将带动一场以"分子耕作"为基础的新型农业革命，为解决全世界的温饱问题带来希望。反对者则提出，转基因动、植物尤其是转基因植物具有潜在的风险。

基因组

包含一个生物体生存、发育、活动和繁殖等所有生命活动所需要的全部遗传信息的整套基因。基因组一词最早用以表示真核生物从其亲代所继承的单套染色体，又称染色体组。由于在真核细胞的线粒体和植物的叶绿体中也发现存在遗传物质，因此又将线粒体或叶绿体所携带的全部遗传物质称为线粒体基因组或叶绿体基因组。原核生物基因组则包括细胞内的染色体和质粒 DNA。此外非独立生命形态的病毒颗粒也携带遗传物质，称为病毒基因组。不同生命形式的生物其基因组的结构、组成和功能有很大差别。

人类基因组计划

人类基因组测序和基因作图研究的总称。简称为 HGP。其核心任务是要绘制出人类基因组的遗传图谱、物理图谱、转录图谱和序列图谱，最终测定出人类基因组 DNA 的全部核苷酸序列。人类基因组包括核基因组和线粒体基因组，通常所说的基因组研究是指核基因组。

美国于 1990 年 10 月 1 日正式启动了人类基因组计划，15 年内由政府投资共 30 亿美元支持该项目的研究。2001 年 2 月国际人类基因组测序协作组（IHGSC）和塞莱拉基因组公司联合宣布完成了覆盖人类基因组约 90％的工作框架图。2003 年 4 月 15 日，美、英、日、法、德和中六国联合宣布人类基因组计划提前完成。人类基因组计划的实施和完成对 21 世纪的生物学研究、生物医药及其他相关学科的研究产生了深远的影响，对于理解生命本质、人类进化、生物遗传、个体差异、疾病防治、发病机制、新药开发、社会伦理、健康长寿等问题都具有重要而深远的意义。

生物制品

用基因工程、细胞工程、发酵工程等生物学技术制成的免疫制剂或有生物活性的制剂。一般用微生物、微生物代谢产物、寄生虫、动物毒素、人或动物的血液或组织直接制备，或用现代生物技术、化学方法制成。生物制品可用于预防、治疗、诊断特定传染病或其他有关疾病，因此可分为预防、治疗和诊断用生物制品三大类。生物制品通过刺激机体免疫系统，产生免疫物质（如抗体）发挥其功效。例如，通过基因工程技术改造的大肠杆菌可产生某种病毒的抗原，酵母菌可经过基因重组而产生乙型肝炎表面抗原，重组痘苗病毒也可产生乙型肝炎表面抗原。

微生物

肉眼不能明确识别的微小生物的总称。微生物并不是生物分类学的一个名称。微生物个体微小，一般需要借助于显微镜才能看到。它们的生长和繁殖速度非常快，又很容易发生变异，所以在自然界中种类很多，数量极大。

人类对微生物的认识可以追溯到数千年前的新石器时代，利用微生物分解有机物质进行沤粪积肥的文字记载也有2500年以上的历史，在人类的发展进程中人类也深受致病微生物造成的瘟疫之害。所以古代中外学者都曾推测过肉眼看不见的微小生物存在。直到17世

纪中叶，荷兰人A.van列文虎克用自制的可放大160～260倍的简单显微镜观察牙垢、雨水、井水和植物浸液，发现其中有许多运动着的"微小动物"，从此人类才确认了微生物的存在。但是，由于微生物的微小和在自然界与其他大生物混杂而居，在被发现后相当长的一段时间里人类对它们的认识并不清楚。直到19世纪，随着生产的发展和科学的进步，除显微技术外，染色技术、纯种分离技术、灭菌技术等许多针对微生物特征的专门的技术方法被开发出来，微生物的特征和它们在自然界的地位才被人们逐渐阐明，人类对微生物的利用和控制才逐渐从被动走向主动。

病毒

具有生命最基本特征的非细胞形态结构的寄生性微小生

埃博拉病毒 丝状病毒科丝状病毒属的一种。能引起一种烈性传染病——埃博拉出血热。为高致死病毒，操作和处理需最高等级（P4 级）安全防护设施和措施。埃博拉病毒于 1976 年在非洲扎伊尔及苏丹首次流行的埃博拉出血热中分离出。病人血液、体液、分泌物、精液、带汗腺皮肤及器官组织均带有高感染性病毒，多通过与病人直接密切接触感染，医护人员多发。临床上，埃博拉出血热以突发高热、出血、休克、呕吐、腹泻及麻疹样斑丘疹为特征。病死率高达 53% ~ 88%。恢复期病人的血清及免疫血清球蛋白早期应用有一定疗效。预防上，应严格隔离、监护治疗病人，病房及医护人员采取最严格高等级安全防护措施，对接触者隔离检疫 2 周。2017 年 10 月 19 日，全球首个埃博拉疫苗获批新药，源于中国研发。

命体。病毒是微生物世界中一个小个子家族，比最小的细菌还要小 100 多倍。病毒原指一种动物来源的毒素。病毒能增殖、遗传和演化，因而具有生命最基本的特征。在一般的光学显微镜下根本看不到病毒，只有在放大几万倍到几十万倍的电子显微镜下才能看到。病毒比细菌简单得多，整个身体仅由核酸和蛋白质外壳构成，

连细胞膜也没有。病毒不能单独生存，必须在活细胞中过寄生生活，因此各种生物的细胞便成为病毒的"家"。

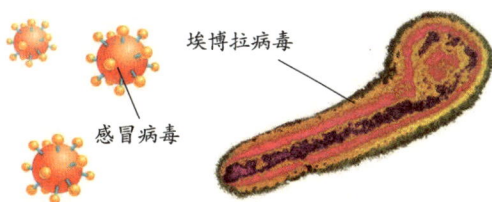

埃博拉病毒

感冒病毒

原核生物

一类有 DNA 构成核群的染色体、但无核膜的单细胞生物。自身存活和繁殖所需的全部功能依靠单个细胞完成。包括蓝细菌、细菌、放线菌、立克次氏体、螺旋体、支原体和衣原体等。原核生物的细胞无真正的细胞核，遗传物质存在于整个细胞中，有时虽有相对集中的核区，但无核膜围绕，不具有核仁。染色体的 DNA 分子几乎以裸露状态略位于细胞中心，虽与少量蛋白质结合，但没有真核生物染色体那样的

等级结构，不能进行与真核生物的有丝分裂类似的凝缩，与细胞质不能区别。

不同类群的原核生物有巨大差异，不仅表现在生存环境、细胞结构和代谢途径方面，在分子水平上也同样存在。

细菌

生物圈内广泛存在的单细胞原核生物。土壤、空气、水中到处都分布有细菌，各种动植物体内或体表也都共生、寄生或附生着细菌。细菌的生存条件多种多样，对营养的需求差别也很大，有的只需要一些无机盐便可正常生长，有的则需要某些有机物才能生存，有的甚至只能在活体内生存。

细菌的数量和种类非常多。广义的细菌包括放线菌、支原体、立克次氏体、衣原体和螺旋体。后来人们还把可进行光合作用的蓝藻也包括在细菌内，称为蓝细菌。细菌有球状、杆状、螺旋状，分别称为球菌、杆菌、弧菌和螺菌。细菌的形状一般稳定，但少数种类有变化，如球状菌可变成杆状菌。

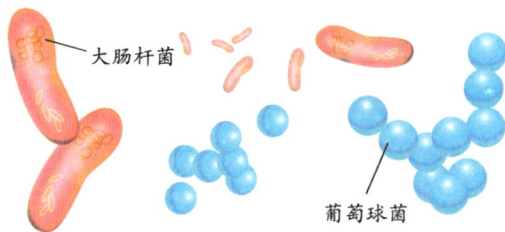

大肠杆菌

葡萄球菌

危害人类的细菌只是一小部分，绝大多数细菌对人类无害，如人体口腔、鼻腔都有细菌存在，但它们并不致病；有的细菌，如肠道菌群对维持人体正常功能有一定作用；有些细菌还可以为人类造福，如地球上每年死亡的大量动植物遗体就是靠细菌和其他微生物消灭掉的。细菌在工业生产上也起着重要作用。

真核生物

由真核细胞构成的生物，包括原生生物界、真菌界、植物界和动物界。原生生物界包括原生动物、单细胞藻类和黏菌等。真菌界营腐生或寄生生活，多数种类细胞有几丁质的壁，菌体多由菌丝组成。植物界有叶绿体，能进行光合作用，细胞有纤维素的壁。动物界营摄食或捕食生活，多数种类能运动，细胞无壁，有复杂的胚胎发育过程。

最原始的真核生物的直接祖先很可能是一种异常巨大的原核生物。这种生物体内具有由质膜内褶而来的像内质网那样的内膜系统和原始的微纤维系统，能够做变形运动和吞噬。以后内膜系统的一部分包围了染色质，于是就形成了最原始的细胞核。内膜系统的其他部分则分别发展为高尔基体、溶酶体等细胞器。按照美国学者L.马古利斯等重新提出的内共生说，线粒体起源于胞内共生的能进行氧化磷酸化的真细菌，而叶绿体则起源于胞内共生的能进行光合作用的蓝细菌。

真菌

一个具有真正细胞核，能产生孢子而没有叶绿素的生物类群。大多数真菌能利用无机或有机氮以及各种矿物元素合成自己的蛋白质。真菌一般能进行有性和无性繁殖，是具有分枝的丝状营养体。

真菌广泛分布于全球各处的土壤、水体、动植物及其残骸和空气中，营腐生、寄生和共生生活。真菌是一类丰富的自然资源，它为人类食品提供了重要原料，在传统酿造和食品工业中发挥着重要作用。真菌的代谢产物在工业上具有广泛用途，如柠檬酸、甘油、脂肪、维生素等。某些真菌本身是名贵中药材。利用真菌可生产多种抗生素。但真菌也有有害的一面，气候潮湿时，衣物、家具会长"白毛";阴湿的仓库里，粮食、水果、蔬菜会腐烂变质；许多人患有各种癣，如脚气、头癣等，都是由真菌造成的。真菌还能引起多种植物病害，造成巨大损失。例如1845年，欧洲由于真菌造成马铃薯晚疫病的流行，摧毁了大量的马铃薯，从而引起大规模饥荒。

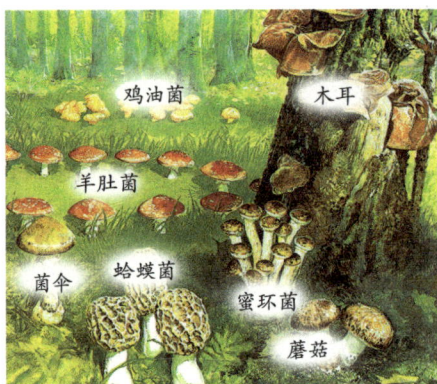

食用真菌

霉菌

多种类群真菌的统称。当生长成多细胞丝状体时，称为丝状体；当以小型单细胞繁殖时，称为酵母。在分类学上没有严格定义。广布于土壤、水体、空气和霉变基物，是具有重要经济意义的腐生菌。同人类关系密切的有两类：①致病性小霉菌，有100多种，大部分属于半知菌，其中只有10余种能引起致死性感染，如黄曲霉产生的黄曲霉毒素是致癌的重要因素。②有益的霉菌，可利用某些霉菌生产抗生素，如用青霉产青霉素、头孢霉产头孢霉素等，某些霉菌生产有机酸和酶制剂等，还有些霉菌用于酿造工业等。

植物

能自己制造养料的一类真核生物。绝大多数植物的细胞里有叶绿体，能进行光合作用，以此获得养料，这类植物称绿色植物；极少数植物的细胞里无叶绿体，不能进行光合作用，要从别的植物或腐败的生物上吸收养料。

植物世界是一个庞大的、复杂的世界，占据了生物圈面

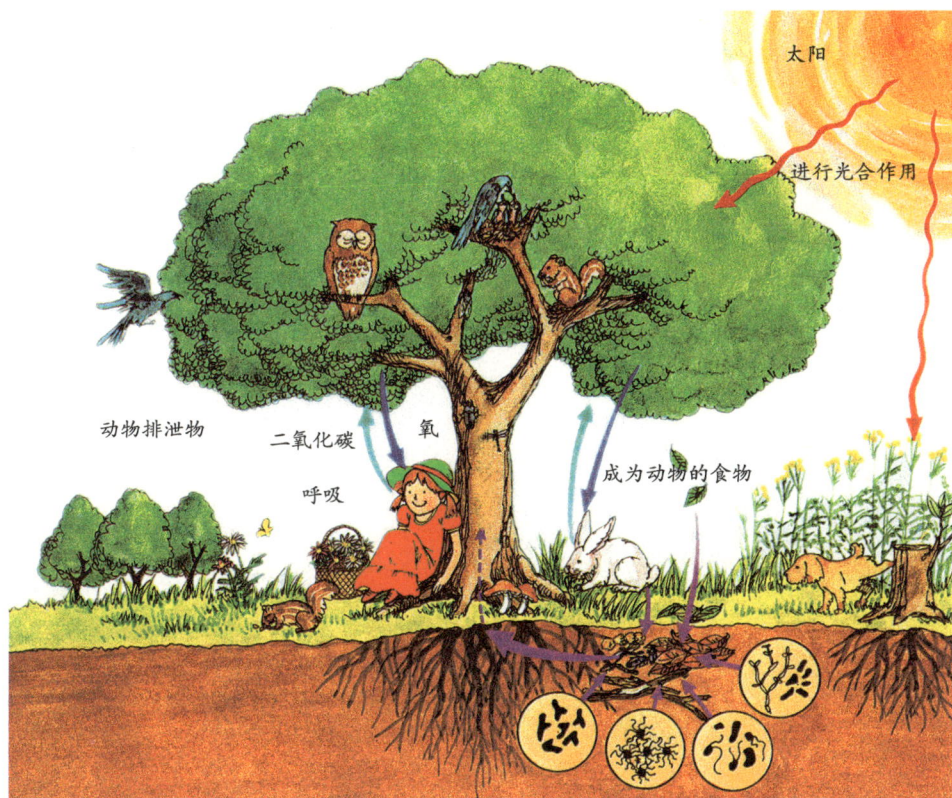

太阳

进行光合作用

动物排泄物　　二氧化碳　　氧

呼吸

成为动物的食物

植物与动物及人类的关系

积的大部分。全世界已知有植物约 50 万种，包括藻类植物、苔藓植物、蕨类植物和种子植物等，它们的大小、结构形态、寿命等差异很大。

植物与其他生物最大的区别是获取食物的特征不同。大多数植物能直接从无机界（非生物界）获取它们的食物，这称为"自养"。其他生物则不能自己制造食物，除去光合细菌和蓝绿藻以外，它们都要靠捕食、吞食植物、其他生物或从有机界分解、摄取必需物质以获取养料，这称为"异养"。正是由于这一点，植物在自然界生物圈的各种生态系统中，都可算是唯一的初级生产者，所以说人类和动物的食物归根结底是由植物供给的。

植物不仅给人类和动物提供了食物，还为人类和动物的生存提供了氧气。植物在进行光合作用时，要不断地吸进二氧化碳，释放出氧气。如果地球上不是植物在不断地补充氧气，人类和动物的生存就要受到威胁。植物释放出的氧气能维持空气中氧气和二氧化碳的相对稳定。

植物是自养生物，一般无须运动，因而植物常固定在某一环境中，并终生与这一环境相互影响。由于不动，也就不需要神经系统和消化、排泄系统，更不需要各种器官。植物通常是分枝的，而且有许多相似部分。植物与其他生物，特别是动物的另一个区别是：植物的大小、枝条的数目等变化很大，而且受环境影响。植物的生长主要发生在某些特限区域（称分生组织），如山间的竹笋，一场春雨过后，笋芽一天能蹿高一节。

植物细胞在细胞膜外还有一层无生命的细胞壁，主要由纤维素组成。除去植物界外，细胞壁只在真菌界中存在，但两者在生活方式（自养与异养）上有很大不同。此外，只有少数植物（腐生、寄生植物）能从环境中吸取养分，但其他特征说明它们仍属于植物。

过去人们曾把真菌、细菌和蓝藻统归入植物中。但由于细菌和蓝藻属于原核生物，与真核生物的植物有本质区别；真菌也是真核生物，但它是异养生物，与自养的植物有本质上的不同。因此，现在人们已把它们都从植物中分出。它们所属的原核生物界、真菌界与植物界并列。

根

维管植物的营养器官。由种子的胚根发育而来。种子萌发时，胚根最先突破种皮向下生长，构成植物的地下部分，形成了根。一株植物所有的根称为根系，一般根系由明显的主根及其分枝（侧根）构成，称直根系。根也有从茎、叶上发生的，称为不定根，如秋海棠的叶、玉米的茎都能生出不定根。许多禾谷类作物的主根不发达或停止发育，由茎基部所生的不定根，形成须根系。

一般植物的根系要比地面上部分多 5 ～ 15 倍。根系在土壤里的分布范围大体上与地上部分的枝叶覆盖范围相当。由于植物都有庞大的根系，而根系具有既向土壤深处生长，又向四周扩展的生长规律，所以在河堤山坡植树种草，可以利用植物根系来固堤、保土。根系分布于地下，其主要功能为固着植物体和支持地上部分，并从土壤中吸收水和溶于水中的无机养料。此外，根还有运输、贮藏和合成某些有机物质的功能，并能向外分泌代谢物质。

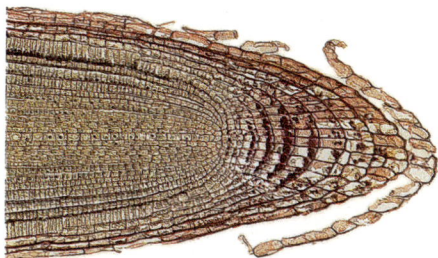

萝卜根尖纵切面

有些植物为适应不同的生存环境，在植物发展过程中，根的形态、结构和功能发生了很大变化，这种根称为变态根。如萝卜和甘薯的贮藏根、榕树的支持根、红树的呼吸根、石斛的气生根、菟丝子的寄生根等。

茎

植物地上部分的主干，上面着生叶、花和果实，有节与节间的分化。大多数被子植物的主茎直立生长于地面，分生出许多枝，枝上生叶，形成枝系统，使植株能充分接受阳光和空气，又能使花和果实处于适宜的位置，利于传粉及果实、种子的生长和传播。

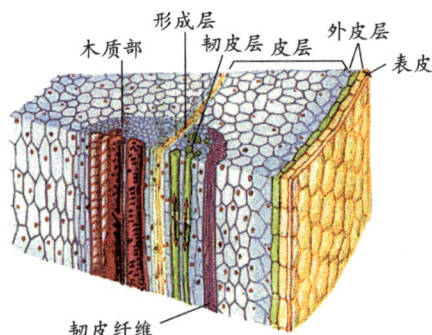

在显微镜下可以看到，茎里面藏着一条条细细的小管。它们像是植物体内四通八达的高速公路和立交桥，担负着输送水分和养分的任务

茎是植物体内物质传输的主要通道，还担负着支持植物体、贮藏营养和繁殖后代的重任。多数植物的茎是辐射对称的圆柱体。有的为三棱形，如莎草等；有的为四棱形，如薄荷、益母草等。少数草本植物的茎极短，不露出地面，成为无茎植物，如葱、韭菜等；还有些植物的茎匍匐地面，具有繁殖功能，称为匍匐茎，如草莓。

茎因适应环境而常发生变态，常见的变态茎有块茎（如马铃薯、姜）、鳞茎（如洋葱）、根状茎（如藕、竹、芦苇）及球茎（如荸荠）等。仙人掌为

适应干旱环境，叶退化成针状，而茎则变得肥厚多汁，储藏着大量的水分和有机养料，成为肉质茎。肉质茎里还含有叶绿体，替代叶进行光合作用。根状茎又称地下茎，虽然与根十分相似，但有本质区别。地下茎有节和节间，节上生鳞片叶，还有侧芽和顶芽，这是茎的基本特征。而根则没有叶，不存在节和节间，更无侧芽和顶芽。

叶

植物进行光合作用、制造养料的重要器官。叶内含有叶绿素，它能利用太阳光，将吸收的二氧化碳和水合成植物生长所需的营养。

叶还是植物进行气体交换和水分蒸腾的主要场所。典型的叶由叶片、叶柄和托叶组成。叶片是叶最重要的部分，一般为薄的扁平体，这一特征与它的生理功能——光合作用相适

应。在叶片内分布着像脉络一样的叶脉，叶脉具有输导水分和营养物质的功能。叶柄位于叶片基部，与茎相连。叶柄的功能是支持叶片，使叶片接受较多的阳光，是连接叶片与茎之间水分和营养物质的输导系统。托叶位于叶柄和茎的连接处，通常细小。

具有叶片、叶柄和托叶的植物称为完全叶。有的植物叶并不全具有这3部分，称为不完全叶。叶的形态特征主要表现在叶片的大小和形状。有些植物的叶因适应生长环境而具有特殊生理功能，形成变态叶。仙人掌的叶呈针刺状，豌豆的叶呈卷须状，洋葱的叶呈鳞片状，食虫植物的叶为囊状。

大多数植物的叶是绿色的，但有些植物的叶则呈其他颜色，例如天麻、秋海棠常年为红叶，这是因为它们的叶片除含叶绿素外，还含有类胡萝卜素等的缘故。当秋天来临时，枫树、槭树、黄栌等的叶子变得一片火红，这是因为秋后叶片中花青素增多所致。

花

被子植物的生殖器官。实质上是节间缩短、适应于生殖的变态短枝。花的形状、大小、颜色千差万别，但都具有共同的结构。典型的花由花托、花萼、花冠、雌蕊群和雄蕊群组成。花冠由花瓣组成，形态各异，花冠有保护花蕊、引诱昆虫传粉的作用。根据植物花的结构组成和性别，可将花分为完全花、不完全花、两性花、单性花和无性花。花柄、花托、花萼、花冠、雌蕊和雄蕊齐全的花称为完全花，如月季花。缺乏其中某一个或数个组成的花称为不完全花，如杜仲花。一朵花中同时具有雌蕊和雄蕊的花称为两性花，如小麦花、棉花、桃花、杏花等。

花有白、黄、红、蓝、紫、绿、橙、茶、黑等颜色，花朵的颜色是由花瓣中的色素决定的。大部分花朵都有香味，因为花瓣中有芳香油细胞，它能制造出芳香油，经阳光的加热，能挥发出沁人的幽香。

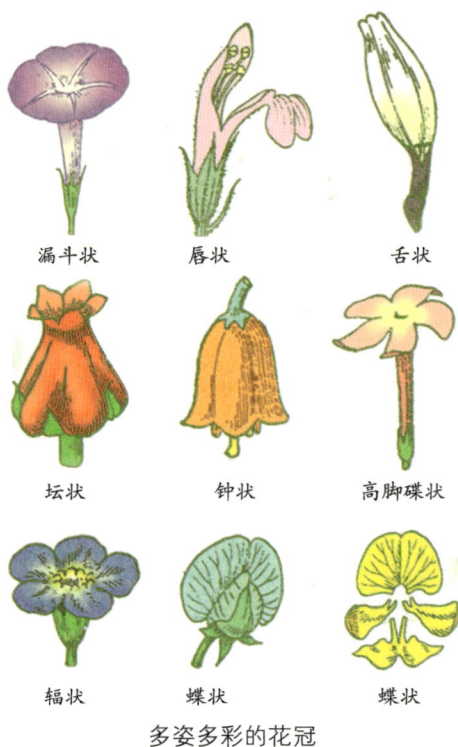

漏斗状　唇状　舌状

坛状　钟状　高脚碟状

辐状　蝶状　蝶状

多姿多彩的花冠

花通常由花芽发育成。花芽先形成花蕾，当花的各个组成部分发育成熟，花萼、花冠展开，雌蕊和雄蕊显露出来时，

这就是开花。开花以后，紧接着就进行传粉、受精。花谢以后结出果实，果实里面含有种子。每粒种子都是一个幼小的生命体，被子植物等通过种子传宗接代。

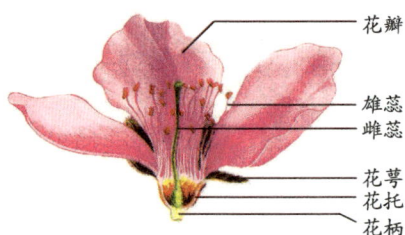

花的纵剖图

花瓣
雄蕊
雌蕊
花萼
花托
花柄

果实

种子植物的雌蕊经过传粉受精后，由子房或花的其他部分（如花托、花萼等）发育而成的器官。

果实一般包括果皮和种子两部分，起传播与繁殖作用。在自然条件下，也有不经传粉受精而结果实的，这种果实没有种子或种子不育，故称无籽果实，如菠萝、香蕉等。未经传粉受精的子房，由于受到某种刺激（如萘、乙酸或赤霉素等处理）而形成的果实，也是无种子的果实，如番茄、葡萄。用人工育种方法可培育出无籽西瓜、无籽葡萄等。

多数被子植物的果实是直接由子房发育而来的，称为真果，如桃、大豆的果实。也有些植物的果实，除子房外还有其他部分参与，最普通的是子房和花托、花萼一起形成果实，这样的果实称为假果，如苹果、梨、向日葵及瓜类果实。由一花内单雌蕊形成的果实称为单果，如李、杏的果实。有一些植物的花内有许多雌蕊，每个雌蕊都形成一个小果子，集中在一个花托上，这称为聚合果，如草莓、莲蓬等。果实由一个花序发育而成的称为复果或花序果、聚花果。桃、杏、葡萄、番茄等肉厚汁多的果实称为肉果。外面由坚硬果皮包着种子的果实称为坚果，如榛子、核桃、栗子等。

果实幼小时，果皮细胞里含有叶绿素，因此都呈绿色；成熟时果皮细胞会产生类胡萝卜素、花青素等色素，呈现红、橙、黄等颜色。

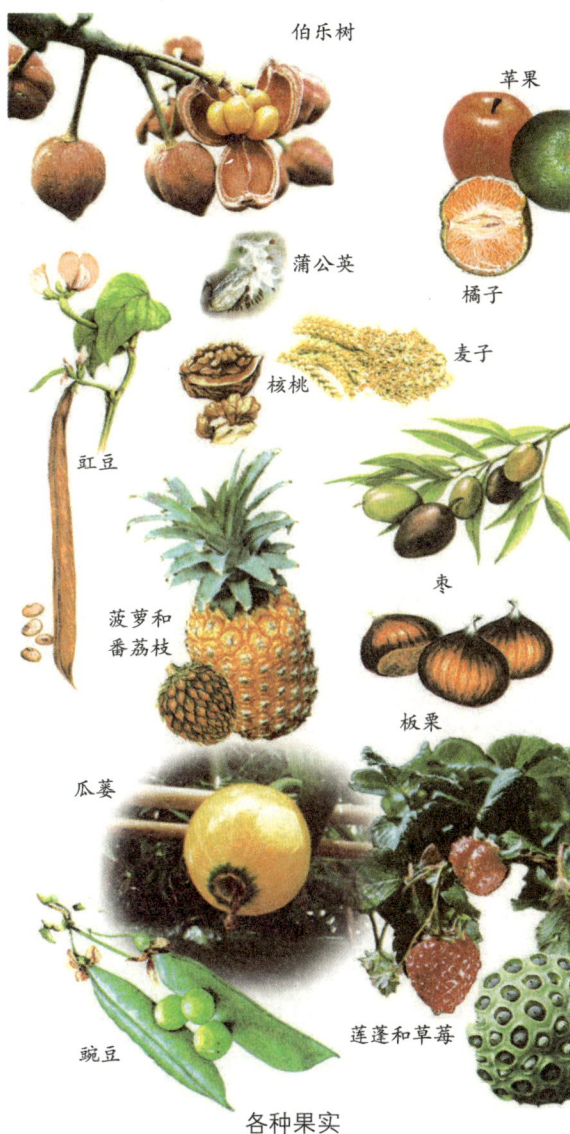

各种果实

53

种子

种子植物特有的生殖器官，由胚珠经过传粉受精发育形成。在适宜条件下，种子可以萌发，成为新一代的植物个体。农业生产上所说的种子，泛指播种材料，既包括生物学上的种子，也包括果实和有些植物的块根、块茎，如马铃薯等。

种子一般由种皮、胚和胚乳3部分组成。有些植物成熟的种子只有种皮和胚两部分，后者包括胚芽、胚轴、胚根和子叶，如大豆、棉花、柑橘、苹果、西瓜等。种子的大小、形状和颜色因种类不同而异，椰子的种子很大，大的直径达50厘米；油菜、芝麻的种子较小；烟草、马齿苋、兰科植物的种子则更小。有一种称为斑叶兰的植物，200万粒种子只有1克重。种子的大小差异悬殊，是有其生物学意义的。例

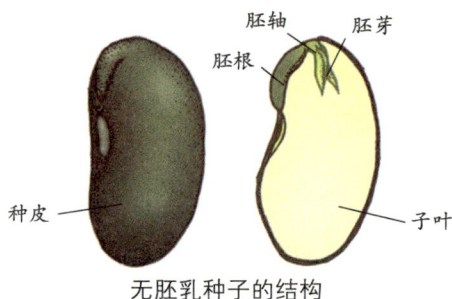

无胚乳种子的结构

如椰子的种子很大，每株结实数量有限，由于种子极易萌发，种子内又富含液体胚乳，营养充足，这样就可得到"重点保证"。而那些体积极小的种子，则以多取胜，虽然它们只有占总数很少的种子能够萌发，但仍可产生大量后代，如蒲公英、香蒲、白头翁等植物的种子。

蒸腾作用

陆生植物体内的水分以蒸汽状态向大气散发（蒸发）的过程。它通过植物地上部的表皮，主要是叶片上的气孔进行。组成气孔的保卫细胞响应植物体内外条件变化而运动，使气孔开闭，从而引起水蒸气扩散

阻力的变化。因此蒸腾作用实质上是生理调节（气孔运动）下的物理过程（蒸发）。蒸腾作用可按其发生的部位分为气孔蒸腾、角质层蒸腾和周皮蒸腾。

蒸腾作用是陆生植物吸收二氧化碳的同时不可避免地丧失水分的过程。根系对营养元素离子有主动吸收功能，不完全依靠蒸腾流。蒸腾流常带入一些无益的元素，在盐渍土上带入盐量过多，浓缩后造成伤害。但蒸腾作用能加速植物根系对矿物质的吸收和向地上部的运输，也能减轻叶温因受阳光照射而上升的程度，在某些情况下也起有益作用。

光合作用

植物利用光能将二氧化碳和水等无机物合成有机物并放出氧气的过程。植物的叶能制造氧气，主要依靠叶绿素和太阳光。叶绿素的主要功能是进行"生产"，制造养料，所以人们把植物的叶称为"绿色工厂"。不过仅有叶绿素还不能制造出养料，还必须有太阳光。进行光合作用所需的能源来自太阳光。光照强弱对光合作用的速率有一定影响。

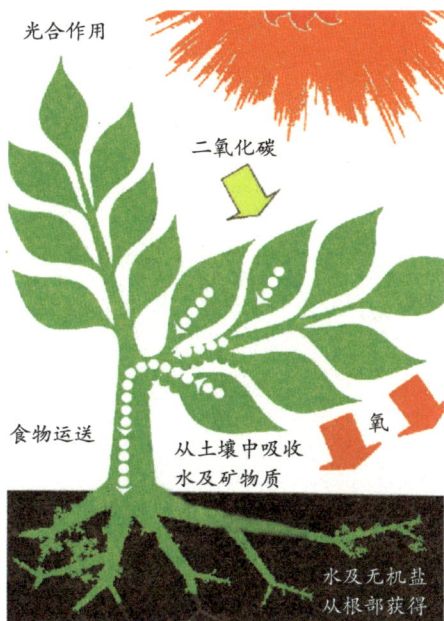

光合作用
二氧化碳
食物运送
从土壤中吸收水及矿物质
氧
水及无机盐从根部获得

二氧化碳由叶子吸收，水则来自根部，它们在叶子里面合成有机物，再输送到各处。在这一过程中会产生氧气，并由叶子释放出来。整个过程必须有光能参与

光合作用制造出糖，再经过复杂的化学变化，又可合成蛋白质、脂肪、有机酸等有机物。

光合作用产生的有机物不仅是植物体本身生理活动需要的营养物质，也是各种动物和人类的营养物质来源。光合作用产生的氧气更是其他生物和人进行呼吸的氧气来源。光合作用是一切生物生存、繁衍和发展的源泉。

叶绿体

光合作用中光反应的场所，也是光合作用中不可缺少的细胞器。叶绿体多密集在细胞核附近，有时随光线的强弱移至细胞壁边缘，叶绿体能通过不断分裂而增加。在遗传上有相对独立性，能不断合成自身的蛋白质。

叶绿素

植物进行光合作用过程中吸收、传递和转化光能的主要物质。植物世界之所以被称为有生命的绿色世界，就是因为

植物叶肉细胞里的叶绿体中含有叶绿素。叶绿素是一种含镁的有机物，主要吸收红光和蓝紫光，几乎不吸收绿光，故在可见光照射下呈绿色。那些没有叶绿素的生物大多无法进行光合作用，只能从外界直接获取有机物。

顶端优势

植物顶端芽生长对侧芽萌发和侧枝生长的抑制作用。包括对侧枝或叶子生长角度的影响。植物地下根系也存在主根抑制侧根生长的现象。

随着外界条件的变化，顶端优势的强弱可制约植物按水分和养料供应情况调节分枝数，是植物本身的一种反馈调节。农业生产中常利用顶端优势原理控制和调节植物生长，如棉花整枝和果树修剪，都是解除顶端优势、合理调配养料的措施。

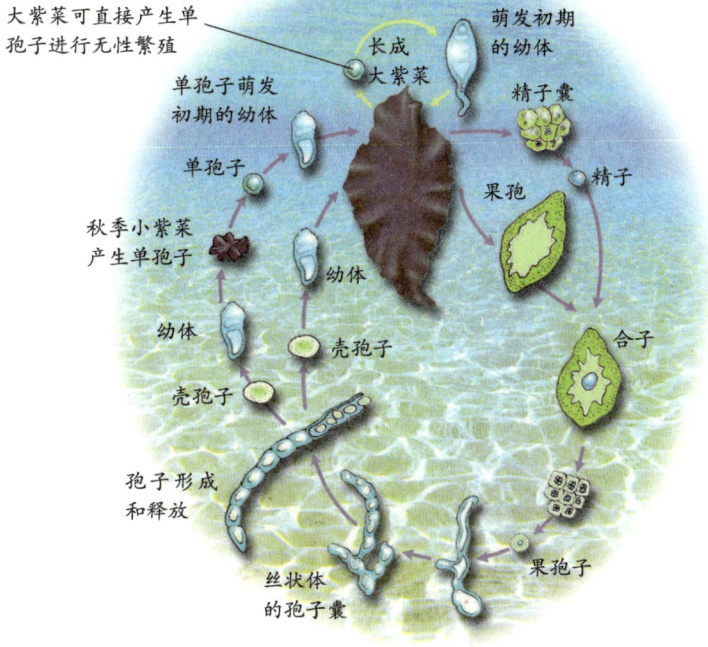

大紫菜可直接产生单孢子进行无性繁殖

长成大紫菜

萌发初期的幼体

单孢子萌发初期的幼体

精子囊

单孢子

果孢

精子

秋季小紫菜产生单孢子

幼体

合子

幼体

壳孢子

壳孢子

孢子形成和释放

果孢子

丝状体的孢子囊

紫菜生活史示意图

低等植物

个体发育过程中无胚胎发育阶段的植物，包括各种藻类、菌类和地衣。低等植物一般构造简单，无根、茎、叶分化，生殖器官多为单细胞的结构，合子发育时期离开母体而不发育成胚。

低等植物在进化上处于低级地位，但它们对自然界生物进化和人类的意义，是其他生物替代不了的。

藻类植物

具有叶绿素、能进行光合作用、营自养生活的无维管束、无胚的叶状体植物，它们生长在海洋、岩礁、瀑布、江河等各种水体中。藻类植物个体大小悬殊，最小的直径只有 1 ~ 2 微米，肉眼见不到；而最大的长达 60 多米。根据生态特点，藻类植物一般分为浮游藻类、漂浮藻类和底栖藻类。

高等植物是由藻类植物演化而来的，海洋藻类是海洋食物链的初级生产者，它们创造的有机物和积累的能量，是整个海洋生物界赖以生存和发展的基础。藻类植物光合作用产生的氧气是大气和海洋中氧气的重要来源。有些藻类可供人们直接食用，如海带、紫菜、石花菜等。从藻类植物中提取的藻胶等化合物是重要的工业原料。

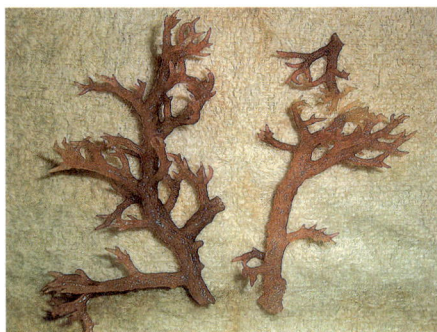
麒麟菜，藻类植物

高等植物

在个体发育过程中，具有胚胎时期的植物。个体发育过程大致可分为胚的发育和胚后发育两个阶段。胚的发育是指由受精卵发育为幼体（胚）的过程。胚后发育是指由幼体发育至性成熟的过程。高等植物是相对低等植物而言的，它们具有构造复杂的器官，有明显的茎、叶分化，绝大多数有根，构造上有组织分化，生殖器官由多细胞构成。苔藓植物、蕨类植物和种子植物等都是高等植物。

苔藓植物

小型无维管组织的一类高等植物。植物界的一门。它们大多生长于阴暗潮湿的环境中，在裸露的石壁上、潮湿的森林和沼泽地最为常见。

苔藓植物人多已经具有类似茎叶的分化，但并不是真正的茎和叶，根也只是称为"拟茎叶体"的假根，植物体内还没有出现陆生植物特征性的维管组织。它不开花,也没有种子。苔藓植物既具有自养功能的配子体，又有不能独立生活而寄生于配子体上、依赖配子体提供养料的孢子体，因而具有无性和有性两种繁殖方式，并呈现明显的世代交替现象。在植物界的演化进程中，苔藓植物对陆生环境的适应还不完善，它代表着从水生逐渐过渡到陆生的类型。苔藓植物的生殖器官称为颈卵器，内有卵，受精后发育成胚。颈卵器和胚的产生，能更好地保证后代的繁殖。由于颈卵器和胚生长在雌株上，因此胚受到母体的保护。全世界约有2.3万种苔藓植物，中国有2100多种。

蕨类植物

最原始的维管植物。植物界的一门。曾称羊齿植物门。现通常分为松叶蕨亚门、石松亚门、水韭亚门、楔叶亚门和真蕨亚门5个亚门。约有71科381属12000种。蕨类植物广布世界各地，尤以热带、亚热带最为丰富。中国有63科224属约2400种。蕨类植物不开花结果，一般从外形上难以和种子植物相区别。它的形体多样，有高不到5毫米的微小草本，也有高可达20米的乔木状植物。在生态习性上，有水生、土生、石生、附生。叶片从单一到各式各样的复杂分裂。植物体有配子体和孢子体之分。配子体均很微小，低等类型的为块状或柱状；高等类型的大多为心形，有背腹之分。孢子体形体较大，具根、茎、叶和输导系统的分化。蕨类植物的生活史类型为孢子体发达，配子体弱小，但可以独立生活的异形世代交替。通常肉眼所见到的绿色蕨类植物即是它的孢子体。

种子植物

植物界最高等的一大类。概括生活史中形成种子的一个大的植物分类单位。世界上已分化出 20 余万种，是现今地球表面绿色植物的主体。现有种子植物分为裸子植物和被子植物两大类。因与以花为分类标准的显花植物范围相同，所以又称显花植物或有花植物。但由于蕨类植物中也有把孢子叶球作为花的，所以通常都采用种子植物这一名称。化石蕨类植物中也有少数是具有种子的，为了有新区别，德国科学家 H.G.A. 恩格勒把裸子植物、被子植物称为有胚有管植物；把苔藓、蕨类植物称为有胚无管植物。但这一名称尚未普及推广。

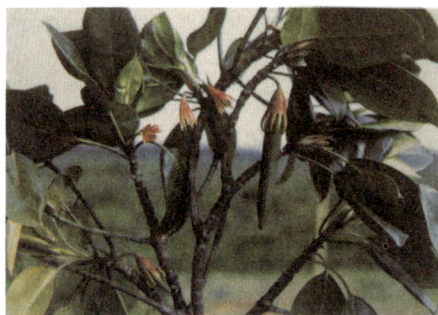

物界的一门。与被子植物（有花植物、显花植物）的区别在于其胚珠外面无包被物。裸子植物包括种子蕨植物门、苏铁植物门、银杏植物门、松柏植物门。有些学者把分类位置不定的买麻藤植物门也归入裸子植物。中国的裸子植物种类和资源非常丰富，共有丛本薜 12 科 41 属 200 多种。特有单型科有银杏科，特有单型属有水杉属、银杉属、金钱松属、水松属、福建柏属和白豆杉属。毗邻国家有少量分布。

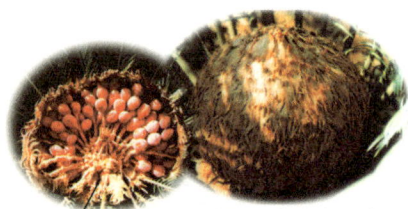

中国沿海红树植物，为种子植物

裸子植物

种子裸露的一类植物。植

铁树的雌性球状花

雌球花中
结满种子

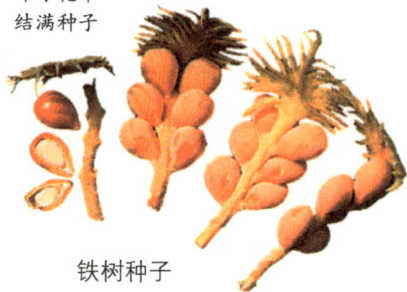

铁树种子

被子植物

植物界的一门。现在已知的被子植物有300～450科1万多属25万余种，大多数分布在热带地区。中国有291科3050属2.5万～3万种。被子植物在形态上具有不同于裸子植物孢子叶球的花；胚珠被包藏于闭合的子房内，由子房发育成果实；子叶1～2枚（很少3～4枚）；维管束主要由导管构成；在生殖上配子体大大简化，以最少的分裂次数发育，雌配子体中的颈卵器已不发育；在生态上适应广泛的生存条件。

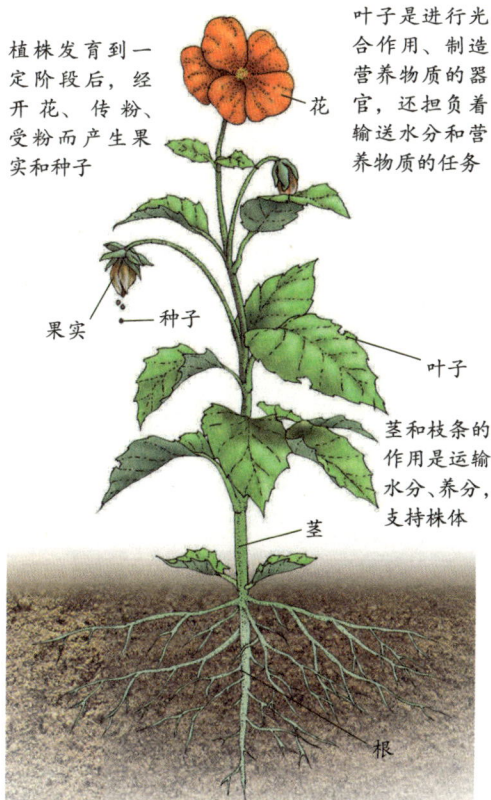

植株发育到一定阶段后，经开花、传粉、受粉而产生果实和种子

叶子是进行光合作用、制造营养物质的器官，还担负着输送水分和营养物质的任务

花

果实

种子

叶子

茎和枝条的作用是运输水分、养分，支持株体

茎

根

被子植物

藤本植物

茎长而细弱，不能直立，只能依附其他植物或有他物支持向上攀升的植物。依茎的质地的不同，可分为木质藤本和草质藤本，前者木质化细胞多，如紫藤、葡萄、爬山虎等；后者木质化细胞少，如牵牛、苦瓜等。依其攀升方式的不同又可分为攀缘藤本和缠绕藤本，前者是以吸盘、不定根、卷须或其他特有的卷附器官攀附于别的物体上，如爬山虎为茎卷须形成的吸盘，凌霄花、常春藤为气生根，葡萄和许多瓜类为茎卷须，豌豆和野豌豆为叶卷须，菠葜为托叶卷须等；后者是以茎缠绕别的物体而攀升，

其中有的缠绕方向为左旋，如紫藤、扁豆等，也有的为右旋，如北五味子、金银花等，也有的无定向，如猕猴桃等。依其是否落叶，又可将藤本植物分为落叶藤本和常绿藤本，前者如葡萄、紫藤、爬山虎等；后者如买麻藤等。

草本植物

地上茎中木质部不发达，木质化细胞比较少的植物。茎部通常较柔软、多汁。寿命较短，多数在生长季节终了时地上部分或整株植物体死亡。

根据生活周期的不同，分为一年生、二年生和多年生草本植物。一年生草本植物当年萌发，当年开花结果后整个植株枯死，如玉米、黄瓜等。二年生草本植物当年萌发，次年开花结果后整个植株枯死，如冬小麦、夏至草、大白菜等，又称越年生草本植物。多年生草本植物连续生存三年或更长时间，开花结果后地上部分除少部分茎及芽外，入冬完全枯死的称宿根草本，如薄荷、鸢尾等；地上部分经冬不凋的称常绿草本，如文竹、万年青等。在显微镜下观察草本植物茎的结构，可见茎内维管束没有形成层，所以茎不能逐年加粗，同时可见维管束散生在薄壁组织里。

食虫植物

具有特殊构造的器官，能引诱捕获并消化小动物作为营养补充的绿色植物。众所周知，许多动物都是吃植物的。但令人惊奇的是有些绿色植物却能够反其道而行之，以捕食动物为生，这就是能捕食昆虫及其他小动物的食虫植物。在40多科300多种食虫植物中，最有名的当属猪笼草，另外还有瓶子草、茅膏菜、毛毡苔、捕蝇草、狸藻等。食虫植物以吃昆虫为主，包括苍蝇、蚊子、黄蜂、蚂蚁、蜻蜓，甚至有脊椎动物青蛙和鸟。

食虫植物大多生长在缺乏氮素和矿物质养料的贫瘠之地或沼泽地带。在长期的自然选择和遗传变异中，它们的叶子逐渐演变，发展成为各种各样奇妙的捕虫器，靠捕捉昆虫和其他动物补充营养，维持生命。如果一时捕捉不到昆虫，它们也可靠光合作用制造有机物存活下去。

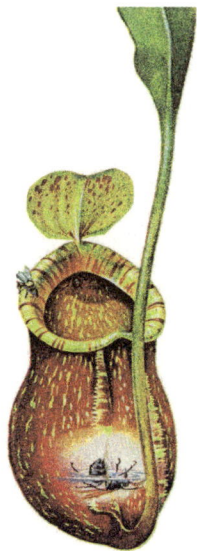

猪笼草叶片的前端长着有盖的捕虫袋，袋子长度可达35厘米

木本植物

地上部中木质部发达，并发育为永久性的木质化组织的多年生植物。木本植物有粗大的主干，且一般为多年生植物，寿命长。木本植物包括乔木和

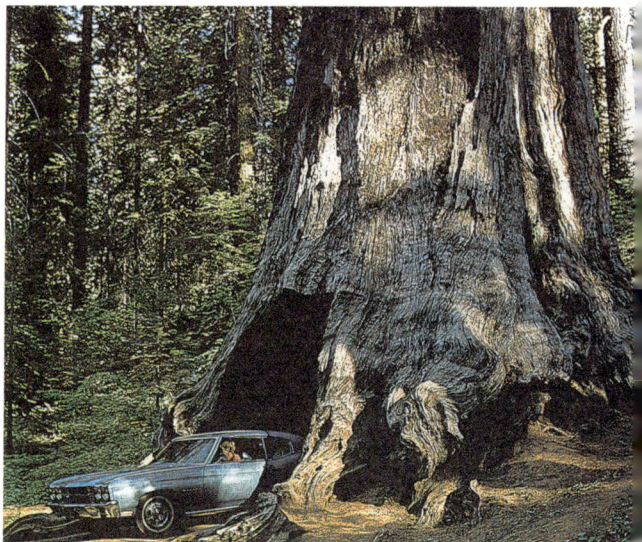

一辆小轿车正从被称为"世界爷"的巨杉中央通过

灌木。巨杉、桉树、松树、柏树、杨树等都是乔木，它们的主干明显且直立，一般都较高大，在主树干上距离地面较高的地方分生枝丫。灌木则在离地面处同时有粗细相似的分枝，主干不明显，一般都较矮小，如常见的玫瑰、连翘、迎春等。

濒危植物

野生种群的数量极少，处于绝灭危险中的植物。绝灭导致植物濒危的原因是多方面的，许多学者认为，非生物的环境因素是引起濒危的主要原因，特别是较大幅度的环境因素变化或灾害性环境改变。超出物种适应限度的环境改变，会直接引起物种分布范围局限，这是绝灭的前奏。森林被大面积砍伐，草原沙漠化，大气和水污染等，都可导致无数植物种的绝灭和濒临绝灭。

为了保护自然和自然资源，特别是保护濒危动植物资源，保护代表不同自然地带的自然环境和生态系统，各国相继建立自然保护区。保护濒危植物的主要意义在于它的科研价值和观赏价值，以及保护基因不丧失。

珍稀植物

分布区比较狭窄、生态环境比较独特，或者分布范围虽广，但比较稀少的植物种类。

中国具有复杂而多样的自然条件，因此拥有几乎北半球所有的植物群落类型。同时，从地质史上看，中国第四纪冰期的冰川作用并不强烈，没有大陆冰川，只有分散的山地冰川，因而在中国的亚热带常绿阔叶林区，保存了很多珍贵稀有的植物。这些珍稀植物具有极为重要的科研、经济、文化价值。珍稀植物虽然还没有处于濒危状态，但只要分布区发生对它生长和繁殖不利的因素，就很容易处于濒危状态，而且难以补救。所以，应加强对珍稀植物的保护工作。

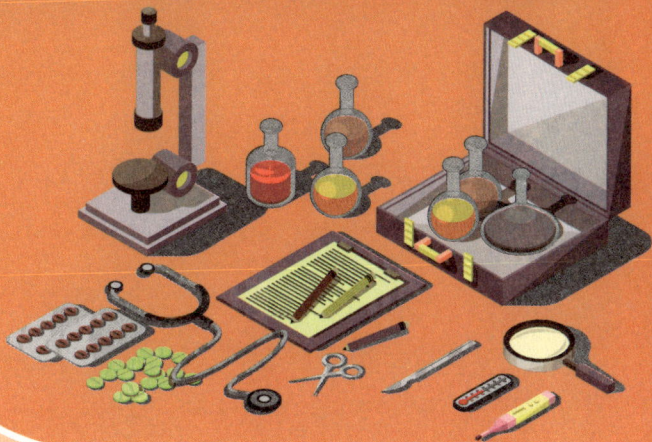

下篇

现代医学

　　源于西方医学体系、形成于近代文艺复兴之后的国际通用的主流医学体系。简称西医学。在中国，与中国传统医学各有所长、互为补充。

　　现代医学主要包括3部分：①以求诊病人为对象，探讨疾病的诊断和治疗问题的临床医学。②以一定的社群为对象，研究人群的健康情况和疾病在人群中的分布，着重探讨致病原因及相应的预防措施的群体医学。③研究人体的结构、功能、遗传和发育，以及研究病原体、免疫及病理过程、药物作用等内容的基础医学。

　　现代医学包括许多科学门类，它们的共同之处都是为人类医疗保健服务。现代医学的范围还在不断扩大，如一切有助于诊断、治疗和预防疾病的物理学、化学和生物学知识和技术，都会成为现代医学的研究内容。

人体

　　由多种细胞构成的人类有机体。人体知识包括人体的结构、功能和发育，着重于器官、系统和整体层次。

　　人体的生命活动可大致分为两类：循环过程和单向过程。循环过程的时间尺度大多很小，如日常的代谢活动，包括呼吸、消化、循环、排泄等。也有时间尺度稍大的，如生育阶段的生殖。循环过程受神经和内分泌系统的控制。单向过程的时间尺度大，包括由生到死整个发育历程，其中的高潮是生育阶段。代谢活动维持个体生命和保证发育过程的顺利进行，而生殖活动维持种族延续和保证进化过程的顺利进行。另外，代谢机制随着发育才逐渐成熟，随着进化才达到今日的稳定平衡水平。

人体内系统分为3类：①担负代谢物质运输的系统，包括循环系统和呼吸、消化和排泄等系统。②担负内环境稳定与平衡的系统，包括神经、免疫和内分泌系统。③担负个体复制的生殖系统。作为内外环境界面的皮肤是保障内环境稳定平衡的必要条件。作为人类行为基础的运动系统则与上述三者均有关。

简单地讲，人体系统可分为运动系统、消化系统、呼吸系统、泌尿系统、生殖系统、脉管系统（有人列为循环系统）、神经系统、内分泌系统和感受器九大系统。

骨骼

支持和保护动物身体并成为其肌肉附着点的坚固性构造。这里讲的是人的骨骼。骨骼构成了人体的支架，使人体具有一定的形状，并支撑着身体各

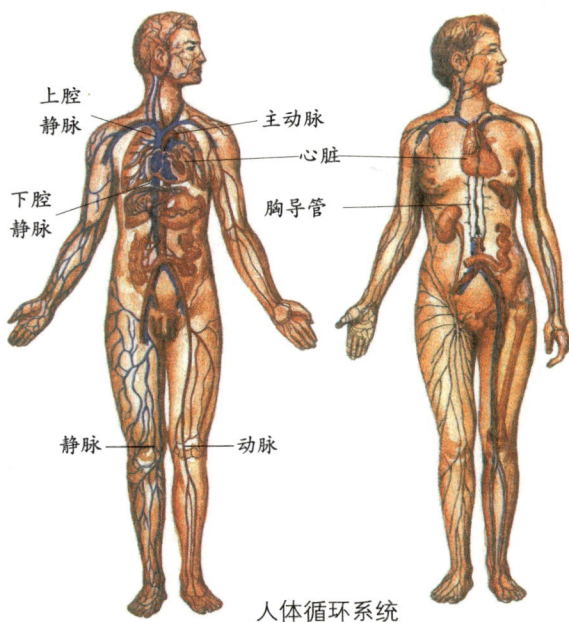

上腔静脉　主动脉　心脏　下腔静脉　胸导管　静脉　动脉

人体循环系统

个部位的软组织，保护着内脏器官，使它们在外力作用下不易受伤，配合肌肉完成各种运动。根据部位的不同，骨骼可分为颅骨（头骨）、躯干骨和四肢骨。骨的大小不同，形状不一，概括起来可分为长骨、短骨、扁骨、不规则骨4种。一般形状扁平的骨主要起保护脏器的作用，如胸骨、肋骨、颅骨；形状呈棒状的长骨或短骨主要负责人体运动，如四肢骨。骨组织内一半是水，余下的一半中矿物质（主要是钙和磷）约占 2/3，有机质约占 1/3。骨的成分随年龄增长而变化。一般少年时期骨骼中有机质比例较大，因此硬度差，容易变形，但韧性大，不容易骨折；老年时期骨中矿物质的比例增多，比较脆弱，容易骨折。骨骼的形态可受长期的生活习惯、营养条件及疾病的影响发生改变，甚至变成畸形。适当的体力劳动和体育锻炼，可使骨骼健康生长。

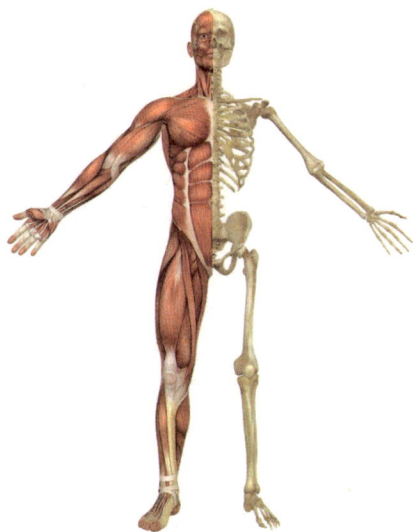

肌肉和骨骼

肌肉

由特殊分化的肌细胞构成的组织。人体的各种运动和体内各脏器的活动都是由肌肉运动完成的。其特征是能将化学能转变为机械能，使肌纤维收缩，以保证机体的各种运动。根据肌细胞的形态与分布的不同，可将肌肉组织分为3类。第一类是附着在骨骼上的骨骼肌，又称横纹肌。这种肌肉大多受神经支配，可以随人的意识而运动，故又称作随意肌。全身的骨骼肌有 600 多块，约占体重的 40%。第二类是广泛分布于各脏器官和血管壁上的平滑肌，平滑肌收缩缓慢，具有很大伸展力，不受意识支配。第三类是构成心肌壁的心肌。

皮肤

覆盖于人体表面，直接与外界环境接触的器官。它可以防止致病细菌、寄生虫等的侵入，分表皮和真皮两层。

表皮在皮肤的最外层，较薄，柔软而坚韧，是保护人体内部组织的屏障，表皮内含有色素物质，含量的多少和人种有关。黑色人种色素含量多，白色人种色素含量少。即使在同一个人身上，各个部位的色素含量也不同，如腋窝、乳头等处的色素较多，所以颜色较深。当人们受到阳光照射时，阳光中的紫外线可刺激皮肤产生黑色素，使皮肤变黑。

真皮在表皮的下面，由结缔组织构成，富有弹性，含有丰富的血管、淋巴管和神经，以及汗腺、皮脂腺和毛发等皮肤附属器官。真皮下面有一层皮下组织，含有大量脂肪，称为皮下脂肪，具有保温和缓冲外来压力的作用。

毛发

皮肤的一种附属物。人的皮肤除了手掌、脚底等部位外，都长有毛发。人体长有 3 种毛发：一种是软长毛发，如头发、胡须、腋毛等；另一种是硬短毛发，如眼睫毛、眉毛；还有一种是汗毛。毛发有抑制皮肤过多蒸发水分的作用。

心血管系统

将血液运送到全身各个部位的器官系统。包括心脏、动脉、静脉和毛细血管。心脏是推动血液流动的动力器官。在心脏的搏动下，血液被射入动脉。动脉是运送血液离开心脏的管道。动脉血管经过不断分支，越分越细，最后分为周身的毛细血管。毛细血管是连接动脉血管和静脉血管之间的细小血管网，在体内分布广泛，是血液和人体组织器官进行物质交换和气体交换的场所。静脉是血液流回心脏的管道。血液从心脏流出，经过动脉、毛细血管和静脉，再返回心脏。血液就沿着这个密闭的管道流动，不断反复形成血液循环。人体通过血液循环把肠道吸收的营养物质和肺部吸入的氧运往全身，同时把全身各组织新陈代谢产生的二氧化碳和废物运到肺、肾和皮肤排出体外。此外，血液循环还能把内分泌腺所分泌的激素运送到各器官，调节机体的新陈代谢和各种生理功能，从而保证机体新陈代谢的正常进行。

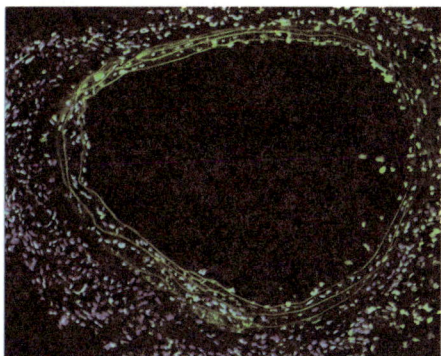

第三军医大学新桥医院拍摄的显微镜下放大 400 倍的血管横切面（新华社提供，陈诚摄）

心脏

血液循环的动力器官。由左右 2 心房和左右 2 心室 4 个心腔组成。上腔和下腔静脉与右心房相连，将静脉血回流于右心房，然后经右心室输出，通过肺动脉到肺脏进行气体交换，使静脉血转变为动脉血。动脉血又经肺静脉输入左心房进左心室，然后再经主动脉及其分支输送于全身的各组织和器官。

心房和心室的肌壁是由内层的心内膜、中层的心肌、外层的心外膜所组成，其中以心肌层最厚。心内膜的表面是内皮细胞，与血管的内皮相连。心肌层在心房较薄而心室较厚，尤以左心室最厚。心肌具有收缩和传导的功能，是实现心脏泵血功能的结构。心肌属于不随意肌，它会在植物神经的支配下进行有节律地收缩和舒张。正常情况下为窦性心律，当有额外搏动干扰时就会出现心律不齐的现象。

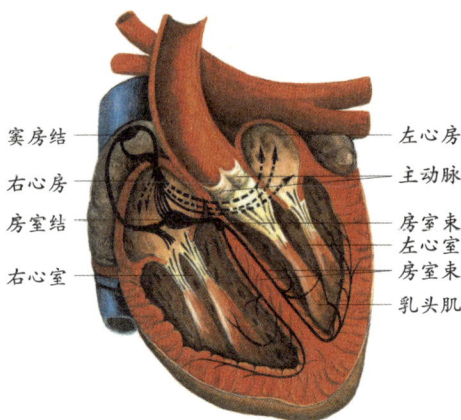

窦房结
右心房
房室结
右心室

左心房
主动脉
房室束
左心室
房室束
乳头肌

心脏剖面图

血液

位于心血管系统内的大部分在心脏的驱动下循环于身体各处的细胞外体液。一般动物（包括人）的血液都呈红色，血液由血浆、红细胞、白细胞和血小板组成。

红细胞几乎占了血液总量的一半。其中含有一种叫血红蛋白的物质，而血红蛋白为红色，所以血液也是红色。红细胞的功能是运送氧气和二氧化碳。白细胞的主要功能是吞噬细菌，产生抗体，保护身体免受感染。当细菌侵袭人体产生炎症时白细胞会大量增加，对细菌展开攻击。所以白细胞数量增高时，常表示机体有炎症存在。血小板的作用主要是促进止血，加速凝血。

正常成年人的血液总量约为每千克体重 60 ~ 80 毫升。如果在短时间内失去血液达总量的 30%，就会有生命危险。

血压

血管内流动着的血液对血

管壁的压强。动脉血压升高时，血管的截面积增大，血压降低时，血管截面积减小，这是因为血液对血管壁有作用力。

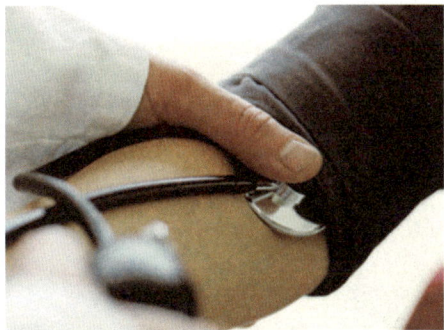

测量血压

常规测量的血压是动脉收缩压和舒张压。中国青壮年人静息时的收缩压为 100 ～ 120 毫米汞柱，舒张压为 60 ～ 80 毫米汞柱，脉压为 30 ～ 40 毫米汞柱。

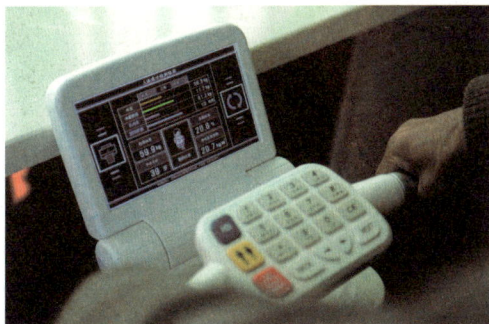

"自助式"人体成分检测仪（新华社提供，李少鹏摄）

血型 以血液抗原形式表现出来的一种遗传性状。为人和许多动物所拥有。狭义的血型专指红细胞可遗传的抗原在个体间的差异。广义的血型应包括血液各成分的抗原在个体间出现的差异。血型在人类学、遗传学、法医学、临床医学等学科都有广泛的实用价值。

红细胞血型是 1900 年由奥地利的 K. 兰德施泰纳发现的。ABO 血型是红细胞血型中最重要的一类，可分为 A、B、AB 和 O 型 4 种血型。红细胞含 A 抗原和 H 抗原的称 A 型，A 型血的人血清中含有抗 B 抗体；红细胞含 B 抗原和 H 抗原的称 B 型，B 型血的人血清中含有抗 A 抗体；红细胞含 A 抗原、B 抗原和 H 抗原，称 AB 型，这种血型的人血清中没有抗 A 抗体和抗 B 抗体；红细胞只有 H 抗原，称 O 型，O 型血的人血清中含有抗 A 抗体和抗 B 抗体。

淋巴系统

循环系统的一个组成部分，主要功能是辅助心血管系统进行血液循环。淋巴管、淋巴结和淋巴组织构成淋巴系统，其中淋巴结和淋巴组织器官可产生淋巴细胞和抗体，是人体重要的防御体系。

淋巴管是一个网状系统，广泛分布于体内，它是协助体液回流的通道。淋巴结是淋巴管行程上无数大小不一形如蚕豆的小体，与淋巴管通连。淋巴结大多数位于人体凹陷隐蔽部位，如颈部、腋下、腹股沟等处，这些部位淋巴结最多，并集结成群。淋巴结能产生淋巴细胞和专门抵御细菌、病毒的抗体，能过滤、拦截和消灭淋巴液中的细菌、病毒、肿瘤细胞等，起到保护人体健康的作用。人体正常时，淋巴结不易摸到。当大量细菌、病毒侵入淋巴结或肿瘤细胞向淋巴结转移时，淋巴结就会肿大或疼痛，可用手摸到，根据肿大的淋巴结，能诊断病变的所在部位。淋巴组织主要有胸腺、扁桃体、脾脏等，它们能产生淋巴细胞。淋巴细胞就像士兵一样，有效地保卫着人体的健康。

消化系统

机体消化食物和吸收营养素的结构总称，由消化管和消化腺组成。

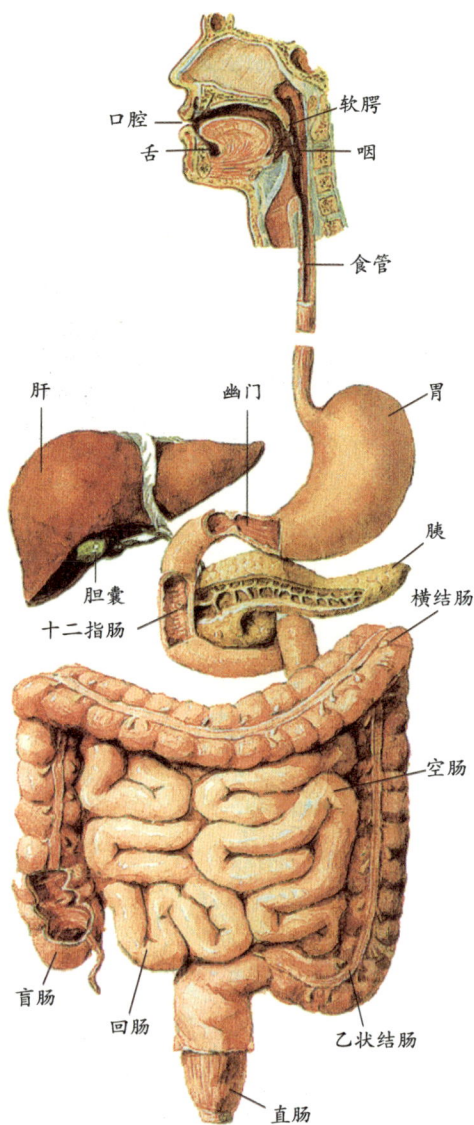

人体消化系统

口腔主要负责咀嚼和研磨食物。食管专门将食物向胃输送。胃是一个柔软的肌肉组织，它不停地蠕动着，对食物进行机械性（物理性）和化学性加工；胃壁肌肉每隔20～30秒收缩一次，将食物进一步捣碎和搅拌；同时分泌胃酸、胃蛋白酶原等物质，把食物进一步分解、变成粥状的食糜，便于进入小肠被吸收。经过消化的营养物质经小肠绒毛吸收后送入毛细血管和毛细淋巴管。大肠是处理和贮藏食物残渣的场所，最后形成的粪便由肛门排出体外。

消化腺有口腔腺、肝、胰和消化管壁内的小腺体等，它们能分泌各种消化液，促使食物分解成可吸收的营养物质。肝是人体内最大的消化腺，能分泌胆汁、合成和贮存营养物质。肝每天能分泌大约900毫升的胆汁。肝还对人体有保护和解毒作用。胆是储存和浓缩胆汁的器官，肝分泌的胆汁小部分顺着胆管向下直接流入十二指肠，大部分沿胆囊管流进胆囊储存起来。人吃东西时，胆囊壁会发生收缩，储存在胆囊内的胆汁经胆管和胆道流入十二指肠，对食物进行消化。胰是人体的第二大消化腺，既能分泌消化液，又是内分泌器官。胰液与其他消化液比较，所含消化酶的种类最全，消化能力最强，能彻底消化各种食物营养。肝和胰腺、口腔腺都是位于消化管外的大消化腺。

消化酶 参与消化的酶的总称。消化酶在化学消化过程中起着重要的生物催化作用，它们能分别将食物中的糖类、脂类、蛋白质水解成能被人体吸收的小分子有机物。

人体消化腺分泌的消化液中几乎都含有消化酶。如唾液腺分泌唾液淀粉酶，胃腺分泌的胃蛋白酶，胰腺分泌的一系列消化酶，小肠分泌的一系列消化酶。这些酶的结构本质均属蛋白质，完成各自的消化作用后，最终会被分解吸收。各种消化酶具有各自适宜的温度和pH值，如唾液淀粉酶适宜在近中性的环境下工作，进入胃后不久就会失效并被蛋白酶分解。胃蛋白酶的适宜环境是pH=1.8左右的强酸性，只适于在胃中起作用，进入小肠后随环境逐渐改变而失效，它同样部分被其他酶（如胰、糜蛋白酶）分解。胰液中的各种酶和小肠腺分泌的各种酶，随着消化产物及废物的积累，环境条件逐渐改变，一部分由于相互作用被分解，剩余部分经肠蠕动推进到大肠内。

口腔

食物进入机体的第一站，

73

消化系统的起始部分。口腔内主要包括牙齿、舌和唾液腺3种结构，具有吮吸、咀嚼、尝味、吞咽和帮助发声等多种功能。

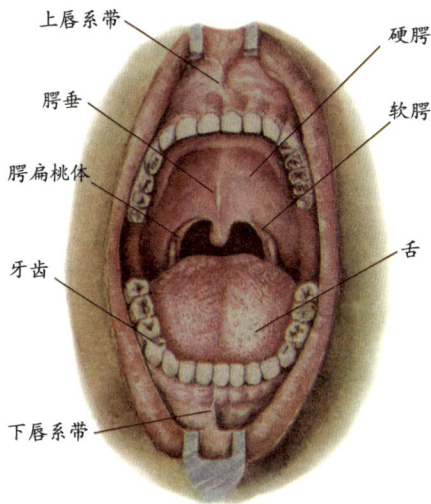

上唇系带
腭垂
腭扁桃体
牙齿
下唇系带
硬腭
软腭
舌

口腔

牙齿是咀嚼食物的工具，牙齿把食物咬碎后，能使食物与消化液接触面增加，使食物容易消化。舌在口腔底部，表面覆有黏膜，表面有3种方向排列的横纹肌，能灵活运动，帮助吸吮和吞咽、辨别味道、辅助发音。口腔内有3对较大的唾液腺，即腮腺、颌下腺、舌下腺，分泌的唾液经导管流入口腔，以防止口腔干燥，利

于说话，还能湿润食物，便于吞咽。口腔是外界细菌、毒物最容易侵入的部位。

青少年最常见的口腔疾病是龋齿。预防龋齿要注意口腔卫生，要学会正确的刷牙方法。应当定期进行口腔检查，以便发现龋齿，及时修补治疗，防止龋洞变大变深。

龋齿 在外界因素影响下，牙齿硬组织逐渐脱矿、软化、破坏、消失的一种慢性牙病。

近代微生物学和病理学研究证明，龋齿的发生发展主要与变形链球菌和一些产酸的细菌有密切关系。病因目前公认为细菌、糖类食物和易感牙面等3种因素的交互作用。若使3种因素强度缩减，达到不能相互重叠的程度，或设法除掉3种中的1种，则可预防龋齿的发生。龋齿的治疗已发展为牙体学和牙髓学专门学科。使用超速涡轮牙钻和变速电机，彻底地去除龋洞中腐质，制备各种洞形，以不同的充填材料充填。1983年世界卫生组织已确立了局部应用氟化物、窝沟封闭等方法预防龋齿，效果较为明显。

胃

消化管中食管与小肠之间的膨大部分，其主要功能是储

存食物与初步消化食物。动物的胃一般能进行机械消化，如搅拌、推送或研磨食物。脊椎动物的胃还能进行化学消化，如将蛋白质分解成多肽。胃的吸收能力弱，仅能少量吸收部分药物和其他水溶性物质，但吸收酒精的能力较强。咀嚼和吞咽食物时，可以反射性地通过迷走神经引起胃体和胃底肌肉舒张，使大量食物涌入胃内。胃可使动物在短时间内完成进食，使食物有充分的时间在胃内消化，并缓慢地进入小肠。

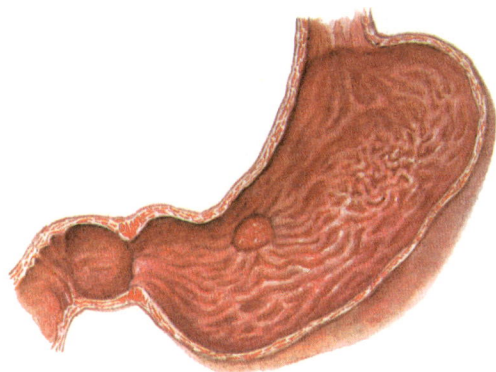

消化性溃疡

肠

从胃幽门至肛门的消化管。哺乳动物的肠包括小肠、大肠和直肠3大段。大量的消化作用和几乎全部消化产物的吸收都是在小肠内进行的，大肠主要浓缩食物残渣，形成粪便，再通过直肠经肛门排出体外。

进入肠腔中的消化液有小肠液、大肠液、胰液和胆汁等，这些消化液含有各种消化酶，它们把营养物质分解为可被吸收和利用的形式，即把多糖分解为单糖，蛋白质分解为氨基酸，脂肪分解为脂肪酸和甘油。小肠液由小肠腺分泌，小肠液中含有多种酶，如淀粉酶、肽酶、脂肪酶、麦芽糖酶等。

肝

人体中最大的消化腺，同时还具有多种重要的功能。肝呈红褐色，质软而脆嫩。成人肝重约1500克。肝大部分位于右腹上部，小部分延伸到左腹

75

上部。肝的前表面被一种镰状的韧带分为左、右两叶，左叶小而薄，右叶大而厚。肝的后表面有一条横沟，称为肝门。肝门处有肝管、门静脉、肝动脉、淋巴管和神经出入。胆囊位于肝门的右下方。

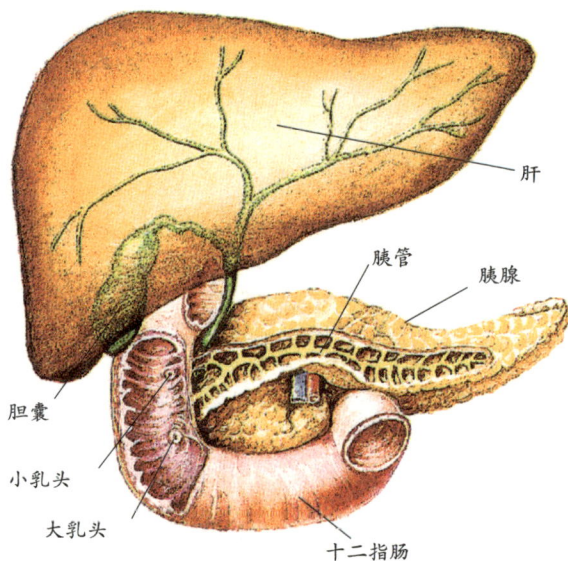

肝的结构

肝的上面与膈相接触。左叶与胃相邻，右后下方与右肾相邻。肝对于人体内蛋白质、糖类、脂类等很多物质的代谢有重要作用。肝具有很多重要的功能，如解毒和防御，分泌胆汁等。

胆囊

贮藏和浓缩胆汁，并将胆汁排入十二指肠的器官。位于右上腹和右肋下缘的地方，紧贴在肝的下面。胆囊内有肝细胞分泌的黄绿色胆汁，其味特别苦，需要不断地排泄更新。

胆囊内贮藏的胆汁注入小肠后，可以促进食物中较大的脂肪滴乳化为脂肪微粒，以便于脂肪酶的消化。胆囊有炎症或结石都会影响脂肪类食物的消化，会影响脾胃的功能，而出现畏食、腹胀、腹泻、黄疸等症状。

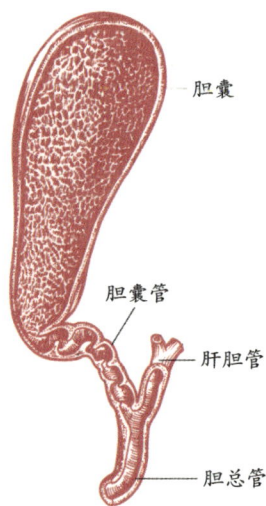

人胆囊的结构

胰

兼具外分泌和内分泌两种功能的复合腺体。又称胰腺。长形扁平，位于左上腹部的后腹膜腔内，连接在十二指肠的头部，体部靠近左侧脾脏的尾部。其功能为分泌多种消化性酶，帮助消化，重要的是胰岛素的分泌与血糖的调节有关。胰岛分泌多种激素，如胰岛素、胰高血糖素、胰多肽和生长抑素等。前两种激素在调节糖、脂肪、蛋白质的代谢，特别对维持正常血糖水平起着十分重要的作用。

呼吸系统

与外界空气进行气体交换的器官系统。由呼吸道和肺两部分组成。呼吸道包括鼻、咽、喉、气管、支气管，用以运送气体。鼻又是嗅觉器官。咽是消化系统和呼吸系统的共同通道。喉又有发音的功能。气管分为左、右支气管，支气管在肺门处分出肺叶支气管，经肺门入肺，以下的分支即属肺的范围。鼻及咽部有骨质为支架，喉以下的呼吸道壁由软骨构成，因此管壁不易塌陷，气体得以畅通。肺由肺叶支气管、肺段支气管、细支气管、呼吸性细支气管、肺泡道、肺泡等构成。临床上将鼻、咽、喉称为上呼吸道，气管以下称下呼吸道。覆在肺表面、胸廓内面及膈上的浆膜称为胸膜，胸膜围成胸膜腔。肺包容在密封的胸廓内，胸廓的机械运动构成呼吸动作。

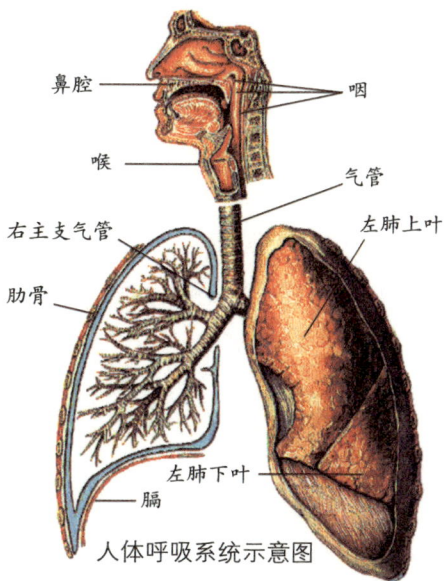

鼻腔　　咽
喉　　气管
右主支气管　　左肺上叶
肋骨
左肺下叶
膈

人体呼吸系统示意图

鼻

呼吸兼嗅觉的器官。呼吸道的起始部,分为外鼻、鼻腔和鼻窦3部分。人的外鼻突出于面部的中央,由鼻骨、鼻软骨、鼻肌和被盖皮肤构成。鼻腔是由鼻孔至咽的鼻咽部的腔隙,由鼻中隔分成左右两半。鼻腔前部生有鼻毛,起过滤病菌、灰尘的作用。鼻腔内面覆盖有黏膜,鼻黏膜有大量腺体和丰富的血管,对空气起湿润、加温的作用。鼻腔上部的黏膜管嗅觉。鼻腔周围有含有空气的骨质空洞,称鼻窦或副鼻窦(鼻旁窦)。鼻窦有协助调节空气湿度、温度和音色的作用。引起鼻窦炎的病菌在鼻窦中繁殖生长,使内膜发炎、肿胀,有黄臭的浓鼻涕流出,引起头痛且影响食欲,因此要抓紧治疗。

肺

气体交换的场所,呼吸系统的重要器官。位于胸腔内,左右各1个。右边的肺较大,约比左肺大15%,有3叶,重约500克;左边的肺叶只有2叶。气管、支气管好比是一棵长在胸腔里的倒悬着的大树,深入到左右两肺后,越分越细,就像树枝那样,管壁也越来越薄,在分支的末端,形成了许多肺泡。根据医学家的测定,成年人的肺大约有4亿个肺泡,每个肺泡就像一只小小的"气球"。由于"气球"是和细小的支气管连在一起的,所以看起来就像一串串葡萄了。肺泡的外面包绕着毛细血管,肺泡和毛细血管的壁很薄,只由一层上皮细胞构成。如果用肉眼去看细小的肺泡是看不清的,但如果把所有的肺泡一一展开铺平,其面积可达130平方米,相当于30张乒乓球桌的桌面面积。肺的这种结构特点,适于气体在肺泡与血液之间进行交换。

神经系统

众多有组织的神经细胞（神经元）的集合体，是调节人和动物体内各种器官活动以适应内、外环境变化的全部神经装置的总称。脊椎动物和人的神经系统可分为中枢神经系统和外周神经系统两部分。前者包括脑和脊髓，后者包括外周神经和神经节。庞大的神经细胞数量及神经细胞之间的复杂组织联系使神经系统具有复杂的功能。人的神经系统的主要功能是接受和处理体内外各种感觉信息，调节躯体和内脏的运动，维持机体内环境的相对稳定，发动和控制各种行为，司学习、记忆、情绪、思维及语言等高级功能。在神经系统直接或间接的控制、调节下，机体各器官系统才能相互联系、相互协调，完成统一的生理过程。神经系统的形成及结构和功能的完善是由低等无脊椎动物向高等脊椎动物长期进化的结果。

神经元

神经系统的构造和机能单位。由胞体和突起两部分组成。又称神经细胞。神经元的功能是接受某些形式的信号并对之做出反应、传导兴奋、处理并储存信息等。由于神经元的这些功能，动物才能对环境的变化做出快速整合性的反应。自刺胞动物开始有神经细胞，至高等动物神经细胞的数目越来越多，神经系统也更为复杂。

神经元可以直接或间接（经感受器）地从体内、外得到信息，再用传导兴奋的方式把信息沿着长的纤维（突起）作远距离传送。信息从一个神经元以电传导或化学传递的方式跨过细胞之间的联结（即突触）传给另一个神经元或效应器，最终产生肌肉的收缩或腺体的分泌。神经元还能处理信息，也能存储信息。高等动物的神经元可以分成许多类别，各类神经元乃至各个神经元在功能、大小和形态等细节上可有明显的差别。

脑

人体中枢神经系统的主要部分。它如同人体的最高司令部，统率着整个中枢神经系统和外周神经系统。

脑位于颅腔内，包括大脑、小脑和脑干3部分。大脑由2个大脑半球组成。大脑半球的表层是灰质，也称为大脑皮质，在其表面有许多凹陷的沟和隆起的回，因而增加了大脑皮层的总面积和神经细胞的数量。大脑皮层大约汇集了140亿个神经细胞，是调节人体生理活动的最高级中枢，比较重要的神经中枢有躯体运动中枢、躯体感觉中枢、语言中枢、视觉

中枢、听觉中枢等。平常所说的脑，指的就是大脑。小脑的主要功能是使运动协调、准确，维持身体平衡。脑干是脊髓和大脑、小脑的桥梁。脑干是人体的"生命中枢"，具有一系列调节人体基本生命活动的中枢，如心血管运动中枢、呼吸中枢等。脑干一旦受损伤，常会导致心脏活动和呼吸、循环停止，使人立即死亡。

睡眠 脑和整个神经系统以至全身最彻底的一种休息方式。脑细胞在消耗大量能量之后，出现了疲劳，疲劳的脑细胞会主动从兴奋转入抑制，人就会睡眠，这是人体的自卫本领之一。经过一段时间的睡眠，脑细胞的能量重新积累，疲劳消除，又转入兴奋。人一生有大约1/3的时间要花在睡眠上。睡眠是一个重要的生理过程，它有利于精神和体力的恢复及能量的储存。青少年正值长身体的时期，应保证充足的睡眠时间，以利于学习。实验证明，青少年的身高发育主要是在睡眠中完成的，睡眠不好不但影响青少年身体健康，还会影响身高发育。

感觉器官

能感受外界刺激，并做出

相应的反应的器官。人类的感受器分为两大类。一类是接受外部刺激的，如视、听、嗅、味和皮肤感觉的感受器，称为外感受器；另一类是接受体内刺激的，如身体的位置、运动感觉和内脏感觉的感受器，称为内感受器。它们对调节内环境的动态平衡及维持机体的完整统一性有重要作用。

感觉器官各司其职，彼此之间互相沟通。倘若一处有疾，往往会"株连"他处。如眼与鼻之间有一条潜行、狭长的泪道，所以滴眼药时，药水会流入口中，感到很苦。软腭和硬腭像一块拱板，将鼻和口分开，但两者通过这块拱板后面的咽相通。感觉功能的发生与发展，是动物界长期进化和演变的结果。

眼

人体的视觉器官。人的眼睛好比一架"照相机"，眼球前面的角膜像镜头，它是一个凸透镜，有聚光作用；眼球还有一个晶体，它像两块叠起来的放大镜，透明而有弹性，有很强的集光作用；眼球的后部有一层感光膜，称为视网膜，犹如照相机内的胶片。

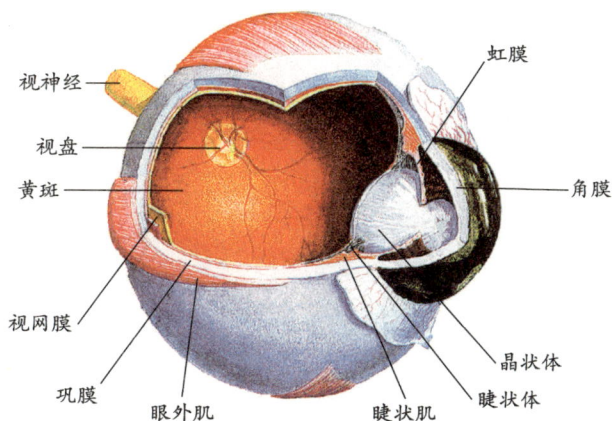

眼结构图

视神经　视盘　黄斑　视网膜　巩膜　眼外肌　睫状肌　睫状体　晶状体　角膜　虹膜

成年人的眼球近似球形，外界射入眼内的光线在到达视网膜之前，必须经过眼球屈光系统的4个折射率不同的介质，即角膜、房水、晶状体及玻璃体。要想最终使进入眼内的光线恰好聚焦成像在视网膜上，形成清晰的图像，任何一个部分出问题，都会直接影响眼睛的屈光能力。

耳

人体的感觉器官，可接受外界的声音刺激而产生听觉。听觉是人的主观感觉。耳分为外耳、中耳和内耳。

外耳由耳郭和外耳道组成。耳郭柔韧的软骨能收拢周围传来的声音，再通过外耳道把声音向内传递。中耳部分有锤骨、砧骨和镫骨3块听小骨，它们连在一起组成了听骨链。声音由鼓膜振动先传到锤骨，锤骨通过一个关节与砧骨连接，

砧骨再与镫骨连接，由镫骨将声波传入内耳。内耳既管听觉，又管身体平衡，它包括耳蜗、前庭和3个半规管。耳蜗是听觉神经所在地，里面充满了液体。前庭和半规管是平衡器官。半规管内也充满了液体，当人的头部向任何方向摇动时，半规管内的液体都要流动，刺激管内的神经细胞向大脑传递信号。

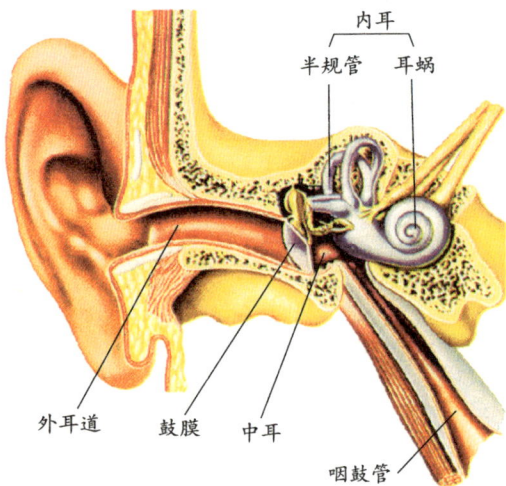

耳结构图

听觉

外界声音刺激作用于听觉器官。经过一系列的放大和传

导后,最终由听神经上传至大脑皮层产生听觉。耳是听觉器官,真正感受声音刺激的装置是位于内耳基底膜上的毛细胞。具有正常听觉的成年人可以听到每秒振动 20 ~ 20000 次的声波。除频率这一条件外,声音还必须具有一定的强度才能被听到,这个最小可听强度就是听觉的绝对阈限。在可听声频率范围内,人对 1000 ~ 3000 赫兹的声音特别敏感。

听力与平衡

耳除了产生听觉外,还主管身体的平衡。内耳中有两部分与平衡能力有关。一部分是3 个相互垂直的圆形管道——半规管,当头部在三维空间中发生位置变化时,如旋转、翻筋斗等,均可引起 3 个半规管内的淋巴液以某种速度和方向流动,从而刺激感觉细胞,感受头部旋转运动的开始和终止

的刺激,进而把信息传到大脑中枢。另一部分是位于半规管前面充满淋巴液的两个囊状结构,这两个囊的感觉区位置互成直角,专门感受头部处于静止时的位置,以及前进、后退、升降或直线运动的开始和终止的刺激。当患有内耳平衡器官疾病时,就会步履蹒跚,站立不稳;当平衡器官功能失调时,可出现恶心、呕吐等症状。

内分泌系统

人体内全身功能调节系统之一。人体的腺体分为两部分:外分泌腺和内分泌腺。外分泌腺包括分泌皮脂、汗液、唾液和胰液的皮脂腺、汗腺、唾液腺及胰腺,虽然它们的分泌物各不相同,但有一个共同特点,它们的分泌物都是通过导管输送至皮肤表面或进入某些体腔中的。内分泌腺没有导管,腺体的分泌物直接进入毛细血管

或淋巴管，通过血液循环运送至全身，选择性地作用于相应的细胞或器官。人体主要的内分泌腺包括脑垂体、甲状腺、肾上腺、胰岛，以及决定人体第二性征发育的性腺等。其中，脑垂体又管理着其他内分泌腺，调节这些腺体激素的分泌与合成。内分泌的作用主要是涉及生殖和生长发育，维持内环境的稳定，调节机体的新陈代谢过程，增强机体对有害刺激和环境条件急剧变化的抵抗和适应能力。

甲状腺

脊椎动物特有的内分泌腺。分泌含碘的氨基酸。

甲状腺在无脊椎动物体内尚未分化，脊椎动物开始有甲状腺。它由咽鳃部发育而来。主要受下丘脑-腺垂体系统调节，来保持血中甲状腺激素浓度的相对稳定。人的甲状腺紧贴在喉与气管上端4～6个软骨环的前面和两侧。两侧部较大，称左、右侧叶，两者由较细的峡部相连接。甲状腺外面有两层结缔组织被膜。内层紧贴腺体实质，其中有丰富的血管网，外层是气管前筋膜的一部分。

甲状腺的作用为调节机体的新陈代谢和生长发育。甲状腺激素是由甲状腺上皮细胞制造的具有生物活性的物质，没有特异的靶细胞，因其含量不同而出现不同的效应。主要有产热作用，对蛋白质合成、机体生长与发育的作用，对糖代谢的作用，对脂肪代谢的作用，对心脏的作用，对中枢神经系统的作用等。

泌尿系统

用以生成、输送、储存和排泄尿液的器官系统。又称排泄系统。

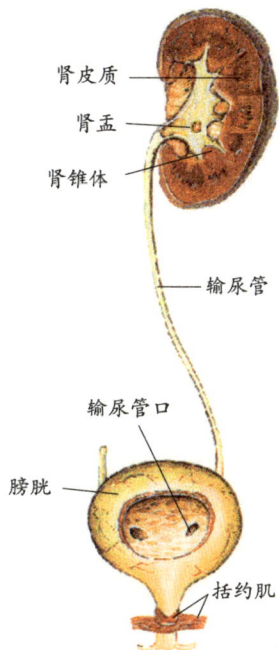

肾皮质 ———
肾盂 ———
肾锥体 ———
——— 输尿管
输尿管口 ———
膀胱 ———
——— 括约肌

人体肾和膀胱剖面图

人的泌尿系统包括一对生成尿的肾脏、一对输尿管、一个储尿的膀胱和一条排尿的尿道。男女两性的泌尿器官基本是一致的，但女性的尿道较短，容易受到病菌污染；男性的尿道较长，且兼有输送精液的功能。肾脏是泌尿系统的主要器官，是形成尿液的场所。人的肾脏位于腰后部脊柱两侧，左右各一个。肾脏的基本结构单位叫肾单位，肾脏大约由100万个肾单位构成。人一天吃许多东西，喝许多水，其中除了少量养分被身体吸收利用外，绝大部分都要变成废物排泄出体外。机体排泄废物的途径，一是通过呼吸系统排出二氧化碳；二是由消化系统排泄大便等；三是经皮肤汗腺排出一些水分、尿素和氯化物；剩下的大部分水分和水溶性废物，就要靠泌尿系统来排泄。

肾

脊椎动物体内主要的排泄器官。循环血液在这里经过滤过、重吸收和分泌诸过程而生成尿，借此排出体内多余的水、盐和代谢产物（主要是含氮化合物：氨、尿素和尿酸），同时调节体内的水平衡、电解质平衡和酸碱平衡。高等动物的肾还具有内分泌功能。肾的泌尿功能对于保持机体内环境理化因素的恒定具有重要意义。

脊椎动物的肾可分为3种：前肾、中肾和后肾。

生殖系统

用以分泌性激素及繁衍后代的器官系统。生殖器官包括主性器官和附性器官。在男性，主性器官是睾丸；在女性，主性器官是卵巢。主性器官主要产生生殖细胞，男性为精子，女性为卵子。此外，主性器官还兼有分泌性激素的功能，所以又称性腺。附性器官是完成生殖过程所必需的，男性附性器官有附睾、输精管、前列腺、精囊等；女性附性器官有输卵管、子宫、阴道等，它们主要保证精子和卵子会合，并为胎儿生长发育提供必要的场所。男女两性在性成熟期，即青春期，会出现一系列与性有关的特征，称为第二性征。男性表现在胡须、突出的喉头、低沉的声音等；女性表现为发达的乳腺、宽大的骨盆、丰富的皮下脂肪及高调的声音等。

附性器官和第二性征的发育有赖于性腺分泌的性激素的辅助和促进。如果没有性腺分泌性激素，附性器官就不能发育成熟，而永远保持在幼稚状态，导致第二性征不能出现。

遗精

男性发育到一定阶段，精液不自觉地由尿道流出的现象。在初次遗精前的一段时期，人体脑垂体分泌的促性腺激素增加，它们会促进睾丸发育，后者能生产精子，制造雄性激素——睾酮。睾酮可使各个性器官发育生长，如促使睾丸发育成熟并产生精子；使与制造精液有关的器官生长发育；使输送精液到体外的管道逐渐成长。精子与液体组合在一起形成了精液。由于睾丸生产精子的速度比液体产生得要晚些，所以不少人初次排出的精液中并没有精子或仅有少量的不成熟的精子，医学上称其为不完整精液。

遗精受两个因素影响：一个是性心理活动，青春期是性心理活动最活跃的时期。这一时期的男孩子对异性表现出浓厚的兴趣，容易通过虚幻的想象获得意念上的满足，这往往容易诱发第一次梦遗。另一个是反射性刺激，泄精本身是一系列复杂的神经反射活动的结果。有两种情况最易触发这种神经反射活动过程的发生：①精液数量增多。②性器官充血，

如穿紧身裤、临睡前用热水洗脚、睡觉时下半身盖得太暖等。由此可见，遗精实际上是围绕着性器官发育和性刺激活动展开的一种极其正常的生理活动，所以男孩子不必为此迷惘。正常遗精每月只有 1 ~ 2 次，或稍多一点，但如果超出这个范围，就属不正常现象，需去医院诊疗。

月经

育龄妇女的周期性阴道出血。周期接近一个月，故称月经。中国女孩子大多从 11 ~ 12 岁开始进入青春期。在这期间，不但全身体格迅速发育，生殖

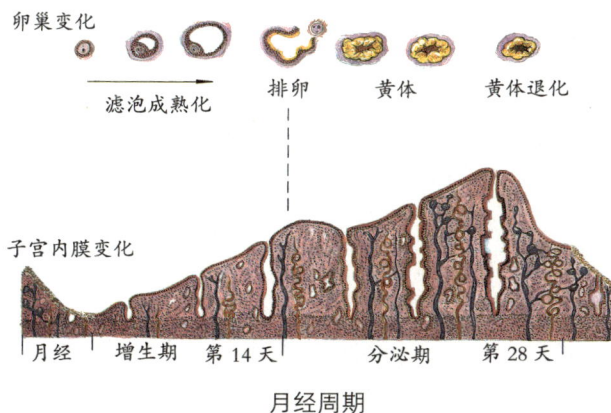

月经周期

器官也会同时逐渐发育成熟。当子宫内膜发育到足以对卵巢分泌的性激素做出反应时，即出现第一次月经。第一次月经称初潮，它是女性生殖系统开始工作的信号。月经初潮是女性青春期开始的一个重要标志，它宣告童年结束。至四五十岁，先是停止排卵，月经变得不规则，最后月经停止（绝经）。

随卵巢性激素的周期性分泌，子宫内膜也发生周期性变化：增生—脱落—出血。但初潮后，由于卵巢功能还没有完全发育成熟，所以月经周期大多不成规律，而且不排卵，故称无排卵性月经。经过一段时间，一般是初潮后数月至一年之内，在月经间期开始排卵，这时成为真正的月经，即排卵性月经。真正的月经一般每隔20～36日行经一次，一次经期为3～7天，一次月经的量一般为50～60毫升，但个体差异很大，少则10毫升，多则可达80毫升。月经期间人体抵抗力会降低，要注意经期卫生，避免剧烈的体育活动和过重的体力劳动，保证足够的睡眠，还要保持心情舒畅、愉快。

运动系统

由骨骼、骨连接及肌肉组成的，在神经系统调节下进行各种复杂的运动，起保护、支持和运动功能的组织器官系统。人类由于直立行走，上下肢出现分工，下肢主要担负行走及负重功能，而上肢（特别是手）发展为高级灵活的结构，起劳动工具的作用。人的运动系统适应于人类的活动方式，发生了许多变化。

疾病

按严格定义讲，疾病是一种对生命机体的部分或整体的结构或功能产生不利影响的特殊异常状态，但是通常不包括任何外来损伤所造成的非正常状态。疾病又可被解释为与特异的症候和体征相关的医学状态。一种疾病可以由外部因素（如病原体）或内部功能失调引起。例如，体内的免疫系统功能失调可以产生多种不同的疾病，包括免疫缺陷症、超敏反应、过敏和自身免疫病等各种形式的免疫病理性状态（疾病）。对于人类来说，疾病通常泛指那些引起任何受累个体的疼痛、功能障碍、痛苦、社会问题的状态，或者与上述患者有过接触的人出现类似问题的状况。

诊断

医生将所获得的各种临床资料经过分析、整理、评价后，对患者所患疾病提出的一种符合临床思维逻辑的判断。诊断有正常的和非正常的。前者如判定妊娠、血缘关系鉴定和正常体型的划分等，后者如一般理解的疾病诊断。

诊断的根本依据是临床资料，赋予它诊断价值的是医生的学识和经验等。真实、全面的临床资料，丰富的学识和临床经验和科学的逻辑思维是正确诊断的必要条件。

一个完整的临床诊断应能揭示病因，做出病变定位并明确组织结构的改变，以及指出病理生理变化。其中病因诊断有时难以达到，因为有些疾病是原因未明的。所以，多数只能做到病理解剖和病理生理诊断。全面的诊断应包括主病、并发症和伴发疾症的诊断。主病是迫使病人就诊的疾病，临床资料主要是针对主病。并发症是在主病发展过程中出现的与主病有因果关系的疾病。伴发疾症是与主病共存，但不一定是同时发生，与主病无关的疾病。

遗传病

生殖细胞、受精卵或体细胞内遗传物质结构和功能发生改变而导致的病变。通常具有垂直传递给后代和终生性的特征。遗传性疾病不同于先天性疾病或出生缺陷，后者是指出生时就已表现出来的疾病。虽然不少遗传病出生时就已有表现，但也有些遗传病是在出生时表现正常，而出生后数日、数月，甚至数年、数十年后才

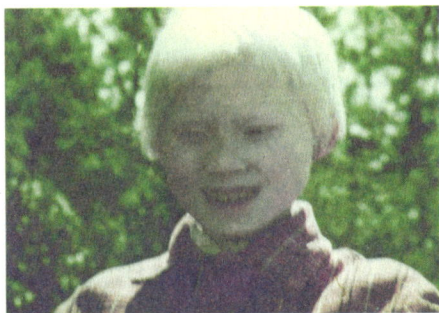
白化病患者

开始表现出来，这显然不属于先天性疾病。此外，先天性疾病也并不都是遗传因素造成的，如孕期自母体获得的疾病，如

先天性梅毒、孕期病毒感染所致的先天性心脏病等。遗传病可分为单基因病、多基因病、染色体病、线粒体遗传病、体细胞遗传病五类。

先天性疾病

在胎儿期得的，也就是胎儿在子宫内的生长发育过程中，受到外界或内在不良因素作用，致使胎儿发育不正常，出生时已经有表现或有迹象的疾病。如风疹病毒感染引起的畸形、先天性髋关节脱位等。

体表异常是在出生时即可见到的身体形态或结构的异常，如唇腭裂、脊柱裂、多指、并指等。而内部结构的异常往往待发展到出现症状或经医生检查后方能发现，如先天性心脏病、髋关节脱位、幽门狭窄、多囊肾等。先天畸形有单发和多发，单发畸形指身体只有一种畸形，多发畸形指同时有一

种以上或一组畸形。多发畸形多种多样，畸形不仅在体表而且常有内脏畸形。先天畸形是围生期死亡的主要原因，存活者多终身致残，兼或致愚。

通过婚前检查、遗传咨询、孕妇保健可以避免畸形的发生；早期诊断如通过羊水或绒毛检查、B超及胎儿镜等手段，以及宫内治疗可预防和减少畸形儿产生。

超敏反应

异常的、过高的免疫应答。超敏反应的临床表现形式多种多样。有的引起支气管哮喘，有的出现荨麻疹，有的引起脏器充血、水肿，有的出现皮炎，还有的引起休克，甚至危及生命。根据超敏反应出现的快慢，可粗分为速发型与迟发型两种类型。速发型超敏反应可见于青霉素引起的过敏，青霉素过敏反应半数以上发生在注射后5分钟内。某些食物，特别是蛋白性食物，如蛋类、海鲜、牛乳等，以及化学药物如阿司匹林、碘、磺胺等，也会引起速发型超敏反应。有些人在接触某些化学物质后，经过一定时间，会在接触的皮肤黏膜局部发生接触性皮炎，属迟发型超敏反应。

免疫

免疫被解释为机体免疫系统识别"自己"与"非己"，对自身成分产生天然免疫耐受，对非己（外来异物）产生排斥的一种生理性反应。具有免疫监视、防御、调控，以及维持机体内环境稳定、保护机体的作用。机体免疫有固有免疫（又称天然免疫）和适应性免疫（又称获得性免疫或特异性免疫）两种类型。适应性免疫又可分为B细胞介导的体液免疫和T细胞介导的细胞免疫。人体免疫系统一旦出现功能失调，便会引发疾病。免疫性致病因子——过敏原、病毒、细菌等，均可干扰人体免疫系统，使之过度激活或者抑制。例如，某些过敏原可导致人支气管哮喘；链球菌感染形成的抗原-抗体复合物可能引起肾小球肾炎；肝炎病毒引起免疫反应从而诱发肝细胞坏死等。化学性致病因子、生物性致病因子和营养性致病因子均可刺激、诱导机体反应性 B、T 细胞激活，引发自身免疫性疾病。

心肌炎

主要发生于心肌的一组炎症病变。一般分为感染性心肌炎和非感染性心肌炎两大类。感染性心肌炎一般由病毒、细菌、真菌、螺旋体、立克次氏体、原虫、蠕虫等引起。非感染性心肌炎的主要病因为过敏或变态反应、理化因素等。在许多

病例中，心肌炎实为全身性疾病的一部分。患心肌炎时可表现为疲乏、气短、心悸、心前区不适等，也可见心电图异常。心肌炎的病程可为急性、亚急性或慢性。轻者可无明显自觉症状，重者可因严重心律失常或心力衰竭而突然死亡。婴幼儿患者病情多较严重。

除部分特异性感染所致的心肌炎外，对大部分病例只能进行对症治疗，感染性心肌炎预防在于防止病毒感染，麻疹、脊髓灰质炎、腮腺炎、流感等预防接种有较好的效果。

贫血

血红蛋白浓度、红细胞计数或红细胞比容低于正常值的一种病理现象。在中国，成年男性血红蛋白浓度低于 120 克/升（女性低于 105 克/升）、红细胞计数少于 4.00×10^{12} 个/升（女性少于 3.50×10^{12} 个/升）

或红细胞比容低于 40.0％（女性低于 35.0％）为贫血。除对症处理外，更重要的是鉴别诊断，以求针对病因进行特异性治疗。

在判断有无贫血时，测定血红蛋白浓度更为重要，如小细胞低色素性贫血时，红细胞计数可能接近正常，但血红蛋白可能很低，贫血很重，因而临床上一般以血红蛋白浓度的测定来确立有无贫血。贫血是由许多疾病引起的一种常见的病理现象，不是一个具体的疾病。

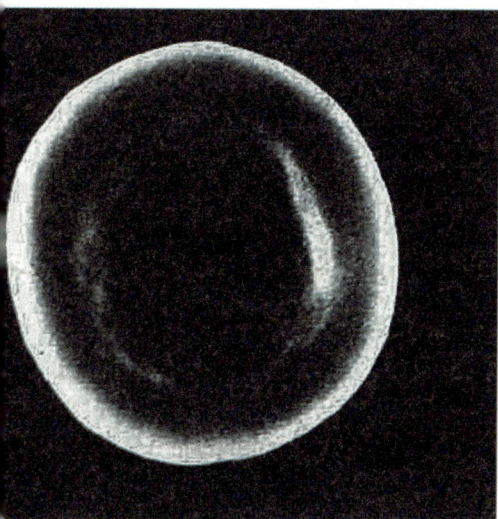

缺铁性贫血红细胞扫描式电子显微镜图像

血友病

一种使患者产生凝血障碍的 X 染色体伴性隐性遗传性疾病。绝大多数患者为男性。分为血友病 A 和血友病 B。前者即传统所称的血友病，是由于因子Ⅷ缺陷致病；后者是由于因子Ⅸ缺陷致病。前者的发病率是后者的 5 倍。

血友病由女性传递，男性发病。传递者女子与正常男子结婚，其子半数为血友病患者，其女半数为传递者；血友病患者与正常女子结婚，其子正常，其女 100％是血友病传递者。70％的血友病 A 有阳性家族史，30％的病例是由于基因突变。血友病 B 有明显家族史者少，故此基因似有高度的自发性突变率。

新鲜血浆或新鲜冰冻血浆（FFP）可用于凝血因子的替代法治疗。但需输注的量大，甚至在大量输注后血浆凝血因子仍不能达到足够水平。采用因子浓缩剂进行替代治疗，可用相对小的容量达到理想的血浆凝血因子水平。

白血病

一类常见的造血系统恶性疾病。发病率在中国为每 10 万人中有 3 ~ 4 人。

按病程缓急分为急性和慢性两类。急性者多见于儿童和青少年，起病急，进展快。慢性者多见于中老年，进展慢。白血病可分为急、慢性髓系白血病，急、慢性淋巴细胞白血病。

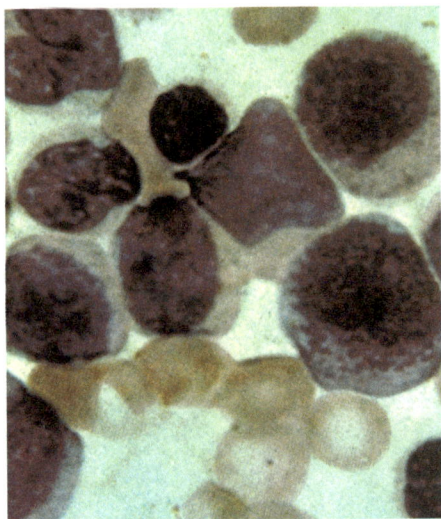

急性髓系白血病病人血液的显微照片

目前，白血病主要治疗手段是化学治疗和造血干细胞移植。

造血干细胞移植 将正常造血干细胞输注入患者体内，以根治血液系统恶性肿瘤，重建造血系统和 / 或免疫系统的治疗方法。骨髓中有大量多能造血干细胞具有自我复制和分化两种基本功能，在患者体内植活后，患者的造血功能和免疫功能即得以重建。

病毒性肝炎

由肝炎病毒引起的全身性传染病。主要表现为食欲减退、恶心、乏力、肝肿大和肝功能异常等。已发现的病毒性肝炎有 5 种，即甲型、乙型、丙型、丁型、戊型。

甲型肝炎的传播方式主要是通过日常生活接触，即甲肝病人和隐性感染者的粪便污染食物、健康人的手和周围物品，然后经口传染健康人。要想有效预防甲肝，就必须在环境卫生、饮食卫生、个人卫生上下功夫，做到餐前便后要洗手，生吃瓜果蔬菜要洗净。输血也可能是甲肝传播的又一途径。注射甲肝疫苗可起到预防作用。

乙型肝炎主要是通过血液和母婴之间传播。乙型肝炎病人中的一部分会转为慢性，进而发展为肝硬化，少数可转化为肝癌。

丙型肝炎许多方面与乙型肝炎相同，如主要通过血液传播，易转成慢性，可发展为肝硬化，甚至肝癌。

丁型肝炎由一种缺陷病毒引起，它的外壳是乙肝病毒的表面抗原，因此丁型肝炎只感染乙型肝炎表面抗原阳性的人，这种病人受到丁型肝炎病毒感染后可使病情加重，甚至可能发生重症肝炎。

戊型肝炎与甲型肝炎相似，主要是通过消化道传播，也可引起暴发流行，而且很少转为慢性。但又有不同之处：戊型肝炎患者以青壮年为多，而甲型肝炎以儿童为多；戊型肝炎多发生在夏秋季或暴雨、洪水之后，而甲型肝炎以冬春季多发。预防戊肝主要是管理好水源，严防洪水冲刷造成污染，注意环境卫生、饮食卫生、个人卫生等。

肺炎

呼吸道感染，包括肺炎、急性或慢性气管-支气管炎、支气管扩张等。由病毒、细菌、支原体、衣原体等微生物感染引起。其中，肺炎是全世界儿童因感染导致死亡的主要原因。肺炎广泛影响各个国家和地区，但在南亚和撒哈拉以南非洲最为流行。肺炎链球菌、b型流感嗜血杆菌、呼吸道合胞病毒和耶氏肺孢子菌的感染都可引发肺炎。肺炎主要通过飞沫在空气中传播，也可通过血液传播，尤其是在分娩期间及之后的阶段。此外，不同病原体引起的不同肺炎可能有不同的传播方式。研究、揭示传播途径对预防和治疗至关重要。

多数健康儿童可通过自身的天然防御功能抵御感染，但免疫功能失调的儿童有患肺炎的较高风险。营养不良或营养不足可使儿童免疫系统虚弱，尤其是在非完全母乳喂养的婴儿中。使用生物燃料（如木柴或动物粪便）进行烹调或取暖造成的室内空气污染、居住条件拥挤、父母吸烟会使儿童更易患肺炎。因此，针对病原体的疫苗、充足的营养等可大大降低儿童患肺炎的风险。

哮喘

一种慢性支气管疾病。患者的气管因为发炎而肿胀，呼吸管道变得狭窄，因而导致呼吸困难。哮喘可分为外源性及内源性两类。外源性哮喘是患者对致敏原产生过敏的反应，致敏原包括尘埃、花粉、动物毛发、衣物纤维等。外源性哮喘患者以儿童及青少年占大多数。除致敏原外，情绪激动或剧烈运动都可能引起发作。内源性哮喘患者以成年人和女性居多，病发初期一般都没有十分明显的病征，且症状往往与患伤风感冒等普通疾病类似。哮喘病如不及时治疗，反复发作而加重呈慢性气道高反应性，治疗就较困难。重症哮喘可表现为哮喘持续状态，病死率高。

肺结核

由结核分枝杆菌引起的肺部感染性疾病。人体许多脏器可以发生结核病，以肺结核病最为常见。

直接吸入带菌的飞沫是最常见的传染途径。排菌的肺结核患者是主要的传染源。进入呼吸道的结核杆菌多由肺防御系统消灭或排出体外。但当结核杆菌进入肺泡而未被消灭时，即可繁殖并引起组织反应形成第一次感染（初染）。

初染时所形成的肺内病灶称为原发病灶，与所属的淋巴结形成的原发淋巴结病灶合称原发综合征。多数病灶可自愈。大部分受过感染的人一生中不再发生结核病，但少数人初染时遗留下来的病灶内残存一定数量的结核分枝杆菌，当机体抵抗力低下时，细菌可重新生长繁殖，使静止的病灶再次活动，引起继发性肺结核。

预防肺结核病应尽早发现传染源（排菌病人），并进行有效治疗和良好管理，尽早使痰菌阴转。其次还可预防接种卡介苗。

色盲

眼睛辨色能力缺陷的一种病理现象。正常人的辨色能力有个体差异，但差异不大。

色盲有先天性和后天性两大类，前者是遗传性缺陷，后者见于视网膜脉络膜、视神经或视路的疾病，按其轻重可分为色盲和色弱。色盲有红色盲、绿色盲、全色盲等不同种类，最常见者为红绿色盲。

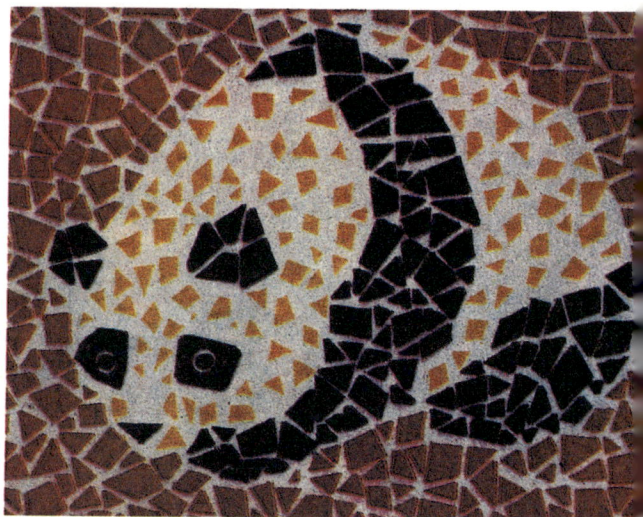

色盲测试图（熊猫）

色觉对从事某些专业的人员（如驾驶、印染、医学、美术等）非常重要。色觉异常者从事这些工作多有困难，甚至可发生危险，故而在选择职业前应检查辨色功能。常用的检测方法有：假同色图（色盲本）、FM–100 色彩试验及 D–15 色盘试验等。

肿瘤

机体在各种致瘤因素作用下，局部组织的细胞异常增生而形成表现为局部肿块的新生物。肿瘤细胞具有异常的形态、代谢和功能。它生长旺盛，常呈持续性生长。尽管恶性肿瘤已成为人类致死的主要因素之一，但肿瘤学的进展已使 1/3 的恶性肿瘤患者有根治希望。

肿瘤按组织起源可分为：①上皮组织肿瘤。来自被覆上皮及腺上皮的肿瘤。②间叶组织肿瘤。来自肌肉、脂肪、骨骼、血管、淋巴管等间叶组织的肿瘤。③神经组织肿瘤。来自神经细胞、神经胶质细胞、神经鞘膜细胞等的肿瘤。④其他类型肿瘤。有些来自上述两种以上的组织，还有些来自胎盘等

特殊组织的肿瘤。

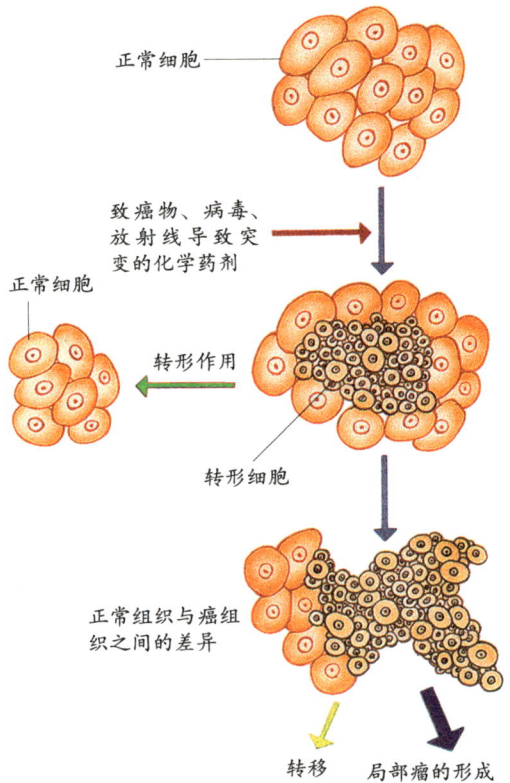

正常细胞

致癌物、病毒、放射线导致突变的化学药剂

正常细胞

转形作用

转形细胞

正常组织与癌组织之间的差异

转移　　局部瘤的形成

用 1000 倍的显微照相，可以看出正常组织由大小形状都很均匀的细胞组成，每个细胞各有一个小而完整的细胞核；癌细胞则大小不一，细胞核明显扩大，外形呈不规则状

根据肿瘤生长的方式、速度、有无转移、组织结构，以及对机体的危害程度等生长特性又可分为良性肿瘤与恶性肿瘤。

一般把两种分类方法结合起来，既说明肿瘤的起源组织，

又说明肿瘤的性质，如分为良性上皮组织肿瘤、恶性上皮组织肿瘤、良性结缔组织肿瘤等。

艾滋病

　　人类免疫缺陷病毒（HIV）引起的传染病。即"获得性免疫缺陷综合征"的俗称。人体为了防御细菌、病毒的入侵及繁殖，建立了一个完整而强有力的免疫系统。当细菌、病毒等病原体侵入人体后，可被人体的免疫系统破坏、消灭、清除。

淋巴细胞在这个防御系统中是"主力军"，起了相当重要的作用。但是，当人体的淋巴细胞碰到 HIV 时，它非但不能破坏、消灭这些病毒，还为 HIV 提供在体内生长、繁殖的场所。由于 HIV 在体内生长、繁殖，最后反而使淋巴细胞大量被破坏，人体处于毫无抵抗力的境地，这就是所谓的免疫缺陷状态。这种免疫缺陷会造成严重的感染，艾滋病人最常见的是肺部有弥漫性炎症，其次表现

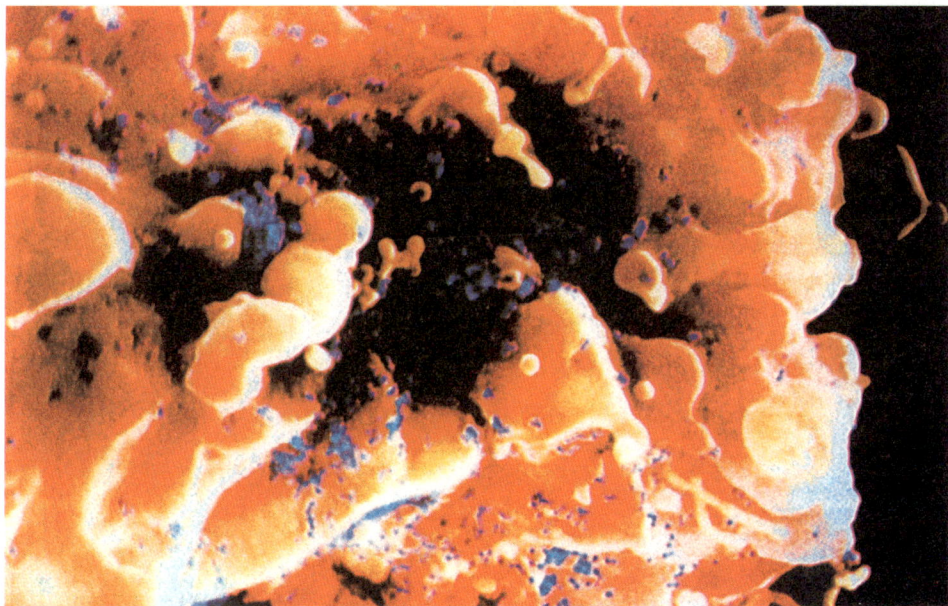

当艾滋病病毒进入人体后，便潜伏于一种免疫细胞里，病毒开始大量繁殖，使免疫细胞大量死亡，造成人体免疫机能全面崩溃

为脑炎、脑膜炎、慢性腹泻等。

由于艾滋病尚无可靠和有效的治疗方法，人们都提"艾"色变。目前一般采用的综合治疗措施有：抗病毒、调节免疫功能、治疗机会性感染及卡波西肉瘤等。艾滋病主要通过血液（如输血）、性接触和母婴（如孕妇通过生产、哺乳将病毒传给胎儿）3种途径传播。广泛进行卫生宣传，开展正确的性道德教育，禁止不正常的性接触，严禁吸毒等，是可以切断传播途径而起到预防作用的。

高血压

根据高血压的发生机制，可分为原发性高血压和继发性高血压两种。原发性高血压又称高血压病，90%~95%的高血压病例属于原发性高血压。5%~10%的高血压病例为继发性高血压，是以其他疾病为基础疾病引起的高血压，如慢性肾病、肾动脉狭窄、内分泌失调等。高血压影响着全球16%~37%的人口。

普遍认为高血压是由多种因素引起的，与多（个）基因相关，涉及个人的特质、生活方式、工作环境及遗传因素。生活方式增加高血压的危险因素包括摄入过多的盐、糖及吸烟、饮酒。高血压病有家族遗传倾向。一般的血压升高通常不会引起病理变化，但高血压是冠心病、脑卒中、心力衰竭、房颤、周围血管疾病、视力下降、慢性肾病、痴呆的主要危险因素。改变生活方式和药物治疗是降低血压的方法，可降低相关并发症风险。改变生活方式包括体育锻炼、减少酒精摄入和健康饮食等。

脑卒中

系因脑血流不足导致脑细胞（神经元）死亡，表现某些特异的临床症候和体征的一类疾病。脑卒中有两种主要类型——缺血性脑卒中和出血性脑卒中。两种脑卒中都会导致部分脑的功能失常。脑卒中的体征和症状与脑的缺血或出血的部位相关，症状可能包括偏瘫或感觉缺失、理解或说话困难、头晕或单眼失明。这些体征和症状常在脑卒中发生后即刻出现。出血性脑卒中也可能伴有严重的头痛。脑卒中的症状如果没有得到及时干预，很可能成为永久性的症状。

引起脑卒中的主要危险因素是高血压，其他危险因素包括吸烟、肥胖、高胆固醇、糖尿病、房颤等。缺血性脑卒中通常由血管堵塞引起。出血性脑卒中是由于血液直接进入大脑或进入大脑膜间隙引起的，可能由脑动脉瘤、高血压、动脉硬化、血液病等导致。脑卒中的诊断通常基于身体检查及医学影像学检查。影像学检查包括计算机断层扫描（CT）、核磁共振成像等。

脊柱弯曲

正常的脊柱从正面看是一条直线；从侧面看，颈段和腰段向前凸出，胸骶段向后凹进，呈"S"形。但畸形发育的脊柱弯曲则不同，常见的脊柱弯曲有后凸（驼背）和侧凸两类。引起脊柱弯曲的原因很多，如低头走路，歪头扭身写字，歪身站立，长期单侧背书包等。另外，在读书写字时，如果椅子高度合适，而桌子过高，就会使眼睛与书本之间的距离过近，引起两肩上提，脊柱容易呈侧弯状态；若桌子高度合适，而椅子过高，低头弯腰，上身前倾，使脊柱呈后凸或侧凸状态。还有一些疾病因素，如脊柱的先天性畸形、结核、肿瘤或脊柱周围肌肉、韧带疾病等也可引起脊柱弯曲。

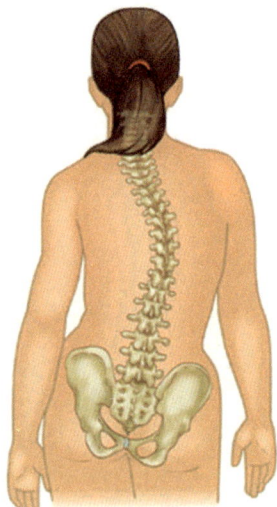

脊柱弯曲

畸形的脊柱弯曲不仅影响体态，而且还会影响人体心肺等重要内脏器官的发育。有脊柱弯曲畸形的青少年，他们的活动量往往受到限制，容易疲劳，肺活量减小，心血管功能和血液循环受到妨碍。预防脊柱弯曲要掌握正确的坐、立、行姿势，培养良好的习惯。

肢体疼痛

有些儿童晚上睡觉会感觉腿或膝关节酸痛，甚至会在睡梦中痛醒；有些平时活动少的人，一旦剧烈活动就会肢体酸痛；有些人站立或行走一段时间会脚痛；还有一些人没有明确原因也会出现肢体疼痛。遇到这些情况，人们总是担心得了某种疾病，其实，上述情况有些属于疾病，有些则属正常现象。

生长性骨痛多见于少年儿童，主要表现为腿或膝关节酸软疼痛，不舒服的感觉难以说清楚，多出现在睡觉前，往往辗转难眠，有时会痛醒。从"生长性"3个字就可以看出它是在生长发育过程中出现的一种现象。钙是骨骼生长过程中所必需的重要元素之一，儿童在生长发育过程中，因为生长快，体内钙相对缺乏，影响了骨骼的正常增长而引起生长性骨痛。解决的办法是注意吃含钙食品，或补充钙剂，经常户外活动，多晒太阳。

有些人运动后可能出现肢

体疼痛。人在剧烈运动时，会消耗大量能量，产生许多乳酸，乳酸氧化可以放出能量。平时锻炼少的人，当进行比较剧烈的运动时，肌肉血液供应不足，氧气缺乏，乳酸会大量积累，乳酸刺激肌肉中的感受器，使肌肉膨胀而产生酸痛。这种现象无多大害处，经过几天，乳酸逐渐被氧化，酸痛就会消失。现在常把测量运动员血液中乳酸含量作为决定运动量的指标之一，使运动员既能大量运动，又不至于造成疲劳。

肢体疼痛也常因疾病引起，尤其是骨关节疾病。引起青少年肢体疼痛的骨关节疾病主要有急性化脓性骨髓炎，特征是起病急，发高烧，疼痛严重；关节炎，特征是关节局部肿胀、疼痛，关节活动受到阻碍；骨肿瘤，特征是除肢体疼痛外，无明显其他不适，疼痛初为间歇性，后为持续性。发现可能是疾病引起的肢体疼痛，应尽快上医院治疗。

运动损伤

与运动技术和训练有关的损伤。其中，大多数是由于训练失当、局部劳累而造成的慢性伤或小外伤，一小部分是在运动时发生的急性伤。

常见的运动损伤有以下几种：①扭伤，多发生在四肢关节处。轻度扭伤只是关节周围的韧带或肌腱撕裂了一小部分。一般不需要急救处理，但应暂时停止锻炼。大约在一两周后伤处疼痛就可逐渐消失而痊愈。重度扭伤会使关节周围的韧带、肌腱和血管断裂，首先应止痛止血。当时可冷敷，然后伤部垫上棉花，用绷带包扎。包扎时轻加压力，但不能太紧，以免影响血液循环。②挫伤，指身体被钝重的体育器械碰伤或突然挤压而形成的伤。这时受伤部位的皮肤只有轻微的损伤，而皮肤下面的组织可能发生扭伤，表现为局部青紫，疼痛但不出血。急救办法与扭伤相同。③擦伤，跌倒时身体的裸露部分接触地面，与地面猛烈摩擦。重度及范围较大的擦伤，如果出血不止，应先把受伤肢体抬高，同时用手指压住流血部位上方的动脉血管。止血的同时，用消毒过的纱布块把创面遮盖起来，进一步的急救处理是用脱脂棉浸生理盐水清洗创伤面。冲洗后用消毒纱布吸去创面上的水分，涂药并包扎，每日换药。④骨的损伤称为骨折。急救时，首先要及时并正确地用夹板把骨折两端的关节固定起来，夹板要长过断骨上下两端的关节。如有伤口，应先用消毒巾包扎好。夹板与肢体之间要垫些棉花。给夹板缠绷带时，松紧要适度，既要使夹板不滑脱，又要保证血液循环畅通。固定之后，应立即送往医院，做进一步的处理和治疗。⑤脱臼，即外伤性关节脱位。急救方法是先止痛和抗休克，然后迅速用夹板、绷带固定脱位变形的伤肢，尽快地送到医院处理，争取早期复位。关节脱位的整复，应由骨科医生进行。没有整复技术和经验的人，不可随意整复，否则会引起更严重的损伤，影响功能恢复。

维生素缺乏病

维生素摄入不足引起的疾病。维生素缺乏病使机体内许多酶的代谢活性下降、免疫力低下、抗病能力差。维生素缺乏病分为原发性（食物性）与继发性两种。前者指食物中摄入量低于正常需要；后者指食物中维生素含量充足，但由于存在某种疾病或特殊生理条件，如肠道吸收不良、慢性酒精中毒、怀孕、喂乳等造成的缺乏。维生素 A 缺乏可出现夜盲或暗视不清，还可出现皮肤粗糙，生长发育障碍（骨骼系统）等症状；维生素 B_1 缺乏症俗称脚气病，表现为神经系统和循环系统损害为主的临床特征；维生素 B_2 缺乏常表现为口腔和阴囊的皮肤黏膜病变，包括口角炎、舌炎、阴囊炎等；维生素 C 缺乏可导致坏血病；维生素 D 缺乏则可出现佝偻病。

食物中毒

因食入有毒食物引起的急性病变。主要包括细菌性食物中毒、毒素性食物中毒、有毒动植物中毒、化学性食物中毒、霉菌毒素和霉变食物中毒。

食物中毒潜伏期短，发病突然，短时间内可有多人发病；患者临床症状相似，多数食物中毒以急性胃肠炎症状为主要表现；人与人之间不直接传染，食物中毒患者不会直接传染给健康者。食物中毒的发生总是与某种食物有关，中毒者局限在食用同一种有毒食物的人群，不食用有毒食物者不发病；时间性、季节性明显，细菌性食物中毒主要发生在夏秋季节；地区性特点亦较突出，主要与地区的食物品种和饮食习惯有关；食物中毒的发生多为多数人集体暴发，也有家庭和个人散在发生的。

预防主要措施是防止食物污染，控制细菌繁殖和食物加热等，治疗原则一般是对症治疗，有特殊解毒剂及时应用。

抑郁症

一种常见的精神疾患，全球各年龄层共有约 3 亿人患有抑郁症。受其影响的女性多于男性。抑郁症的特点是感觉悲伤，丧失愉悦感，有负罪感或自我价值感低，睡眠紊乱或食欲不振，感到疲倦，注意力不集中。患者还可能自称有多种身体不适，但没有明显的身体病因。抑郁症可能长期持续或反复发作，严重时影响正常工作、学习和日常生活能力。抑郁症严重时可能有自杀倾向。轻度到中度抑郁可以通过认知行为疗法等得到有效的治疗。抗抑郁药可有效治疗中度到重度抑郁，但不是治疗轻度抑郁的首选。抗抑郁药不应用于儿童抑郁症的治疗，也不是治疗青少年抑郁症的首选，总之，青少年应谨慎使用抗抑郁药。

吸烟危害

人类的吸烟行为对人体产生的危害或对环境产生的不利影响。吸烟对人体没有任何好处，而且危害极大。烟草燃烧后产生的烟雾，含有500多种有刺激性或有毒的物质，其中毒性最大的是尼古丁。一支香烟的尼古丁可毒死一只小白鼠；给狗注射一滴稀释的尼古丁，狗会立即死亡。

长期吸烟会使人的神经系统慢性中毒，头晕，失眠多梦，记忆力减退，注意力不集中，肌肉无力，影响工作和学习；还可引起肺癌，支气管炎、肺气肿、心血管病、胃溃疡、口腔疾病等。吸烟者患肺癌的比例比不吸烟者高数十倍。青少年阶段正是身体发育时期，各个器官尚未发育成熟，所以毒害更深。尼古丁会毒害正在发育的脑细胞，使人脑功能减退，直接影响青少年的学习和身体健康，所以青少年千万不要染上吸烟的恶习。

联合国世界卫生组织决定，从1989年起，每年的5月31日为世界无烟日，中国也将这一天作为中国的无烟日。

饮酒危害

酒的主要成分是乙醇，即酒精。饮酒后，酒精迅速在消化道被吸收并很快进入血液。饮酒一段时间后血液中酒精浓度达到高峰。

饮酒的危害主要有两点：一是长期大量饮酒，不但影响青少年的身体健康及发育，而且可导致肝硬化。原因是酒精可以抑制脂肪的氧化分解，使脂肪合成得到促进；同时，酒精使脂肪从外周向肝中流入量增加，结果造成脂肪在肝脏蓄积，诱发脂肪性肝硬化。二是酒精对神经、心肌、脑、脊髓、胰、肾、消化道等器官或系统有影响。经常饮酒者高血压患病率高，慢性酒精中毒者易发生多发性神经炎、心肌病变、脑病变、造血功能障碍、肾炎、胰腺炎、溃疡病等。酒精中毒轻则伤身，重则导致生命危险。

预防接种

为了提高人体对某种传染病的特异性免疫力，预防该种传染病而采取的将疫苗、类毒素、免疫血清或细胞免疫制剂等生物制品接种于人体的方法。又称免疫接种、人工免疫。通俗地讲，就是将用人工方法培育并经过处理的细菌、病毒——疫苗，接种到健康人的身体内，使人在不发病的情况下产生抗体，获得免疫。虽然有许多疾病尤其是某些传染病还无法医治，但可以找出预防方法，通过预防接种防止患病。18 世纪时，成千上万的人死于天花，而现在这种病例在全球已属罕见，这功劳应归于接种了牛痘。

中国从 20 世纪 70 年代开始推行计划免疫，对从出生至 13 岁的儿童要定期接种麻疹、结核病、脊髓灰质炎、白喉、百日咳、破伤风、乙型肝炎、流行性乙型脑炎等疫苗，以预防这些疾病的发生。另外，还针对其他一些季节性传染病的发生，进行临时性预防接种。预防接种是保证儿童健康、免遭传染病危害的重要措施，因此要按预防接种程序，适时接种。

> **卡介苗** 一种减毒、弱毒的活菌疫苗。通过人工接种的方法，使未受感染的人产生一次轻微的感染，没有发病的危险，却可产生抵抗结核病的能力，减少结核病的发生。
>
> 1920年，法国微生物学家经过13年的艰苦研究，制备出卡介苗的疫苗株。它不仅不会使人发生可怕的结核病，反而使人体对结核菌产生抵抗力。为了纪念他们，人们把这种疫苗称为"卡介苗"。
>
> 直到21世纪，卡介苗在结核病的防治工作中，依然起着十分重要的作用。

抗毒素

机体经感染而产生的，能中和相应外毒素毒害作用的一种抗体。

1890年，德国科学家E.von贝林与日本科学家北里柴三郎发现了抗毒素，并制成白喉抗毒素和破伤风抗毒素。它是用细菌的外毒素或类毒素给马或其他动物注射，使马等动物获得对这种细菌的免疫力（马体血清中含有大量的抗体），再将马的血清取出制成。如注射破伤风、白喉等类毒素于马体，抽出马血制成的血清抗毒素可治疗破伤风、白喉等疾病。

抗毒素注入机体后，能对相应的毒素产生免疫，这种免疫是被动获得的，免疫力产生快，消失也快，故抗毒素不适于作预防用，而用于对已发病患者的治疗。

抗生素

生物（主要是真菌、放线菌或细菌等微生物）在其代谢过程中所产生的具有杀灭或抑制他种生物（主要是微生物）作用的物质。抗生素除从微生物培养液中提取外，很多已用人工合成或半合成方法制备。

继青霉素发现后，抗生素

的研究和生产迅速发展。链霉素、氯霉素、金霉素、土霉素、红霉素、卡那霉素、庆大霉素等常用的重要抗生素问世，在抗菌治疗中发挥了极大作用。但是，很多抗生素类药物，如链霉素、庆大霉素、卡那霉素、奎宁等，给未成年人使用会有强大的毒副作用，能引起不可逆转的耳聋。因此千万不要擅自使用这些药物，需要使用抗生素时一定要遵照医嘱。

急救措施

为防止处于危急状态下的病人死亡或愈后致残，对患者提供的紧急处理措施。

现代急救一般分为3个阶段：第一阶段是人们的自救互救；第二阶段是救护车到达后的现场急救；第三阶段是医院急救室的抢救。这3个阶段密切相关，缺少任何一个环节都会影响急救效果，其中前两个阶段称为院前急救，它们在急救过程中起至关重要的作用，如出现心脏骤停、气管异物等意外时，有效的院前急救是决定生死的关键。因为常温下人的大脑缺氧超过3~5分钟，就会发生脑细胞坏死，再想恢复正常脑功能已不可能（除个别例外），多数人会因复苏无效而死亡，少数人虽保留了生命，但也变成了植物人。但如果我们能抓住这短短的3~5分钟，实施正确的抢救措施，也许就能挽回一些人的生命。急救措施主要有海姆立克急救法、心肺复苏术等。

海姆立克急救法

异物或食物堵塞喉和气管引起的窒息，是导致成人或婴幼儿意外死亡的重要原因之一。海姆立克急救法的手法为：窒息者站着或坐着，救助者可从其身后拦腰抱住，一手握拳顶住窒息者的上腹部，另一手握住握拳之手，以迅速向上的冲力反复多次冲击压迫腹部，致使异物或食物从气道喷出；若窒息者躺着，需仰卧，头偏向一侧，救助者可取跪姿跨于患者的两胯处，以一手的掌部按于患者上腹部，另一手压在此手上，快速向上冲压。救助中要注意，必须有足够的冲力；另外冲压部位一定要在上腹部，不能在胸部，以免造成胸部受伤。

心肺复苏

心脏骤停表现为神志突然丧失，大动脉搏动消失，心音消失，呼吸停止，发绀，瞳孔固定散大。实施心肺复苏术时，应将患者安放在平硬的地面上，尽量减少对病人的搬动，救助者一手置于患者前额使头后仰，另一手的食指与中指置于下颌骨近下颌角处，抬起下颌使呼吸道保持通畅。继而再行人工呼吸及胸外按压。有效的按压使心排血量和气脉灌注压升高，改善氧代谢。按压深度至少5厘米，速率为每分钟100～120次，并确保胸廓完全回弹。每2分钟更换一次按压者，如感觉疲劳可提早更换。

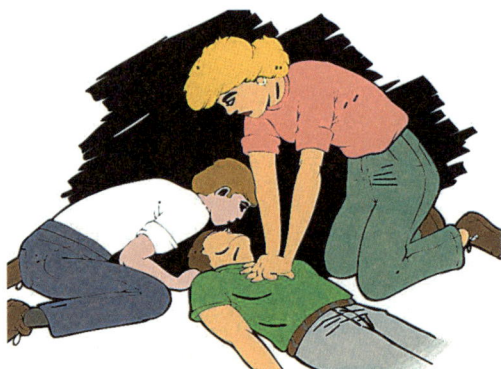

心肺复苏

进行口对口人工呼吸时，病人应该仰卧，救护人员解开病人的衣领衣服，清除病人口鼻中分泌物和污泥等，必要时将舌拉出来以免舌根后坠阻塞呼吸道。将病人头部后仰，使呼吸道伸展。然后救护人员将口紧贴病人的口（最好隔一层纱布），另一手捏紧病人鼻孔以免漏气，救护人员深吸一口气，向病人口内均匀吹气，吹气频率一般为每分钟 10 ~ 12 次。

消毒

杀灭外界的致病性微生物，使之不能侵入人体而致病的措施。消毒和灭菌是预防传染病的重要措施。按有无已知的传染源分为预防性消毒和疫源地消毒，按进行消毒的时间分为随时消毒和终末消毒。

消毒的方法有物理消毒法、生物消毒法和化学消毒法，根据病原体的抵抗力、消毒对象等加以选用。物理消毒法简单易行，主要有巴氏消毒法、日晒法、煮沸法、蒸汽法、火烧法、微波消毒法、紫外线消毒法、机械消毒法（洗、刷、通风等）。化学消毒法的种类繁多，如酒精消毒、碘剂消毒、漂白粉消毒等。生物消毒法则是采用生物酶类消毒剂。

输血

输血的适应证包括急性失血、贫血或低蛋白血症、出血性疾病及严重感染。

同种异体输血是主要的输血形式。输血时应输同型血或者 O 型血，但除紧急情况外，一般不给非 O 型血者输 O 型血。输血前应进行交叉配血试验。输血途径以静脉输血为主，通常用来输液的浅表静脉均可应用。另外，还有自体输血和成分输血等输血类型。

并发症主要为溶血反应，其原因是误输血型不合的血，使红细胞大量破坏。典型症状是休克、寒战、高热、呼吸困难、腰背酸痛和血红蛋白尿等。

大量快速输血可引起心力衰竭、出血倾向和酸碱平衡失调、高钾血症等，需采取减慢输血速度等相应措施。

器官移植

将健康器官移植到人体内使之迅速恢复功能的手术。目的是替代相应的器官，恢复因致命性疾病而丧失的功能。

早期成功的器官移植手术都是自体移植，即将本人的某一个部分转移到另一个部位的移植手术。这种移植多用于移植皮肤、血管和神经。但心、肾等器官的移植必须来自另外一个人，如取自尸体或取自父母、同胞兄弟等，称异体移植。异体移植又由于供体和受体是否属于同一物种，分为同种移植（如人与人之间的移植）和异种移植（如人与黑猩猩之间的移植）。

常见的移植器官有肾、肝、胰腺与胰岛、甲状旁腺、肺、角膜等。在发达国家，肾移植已成为良性终末期肾病（如慢性肾小球肾炎、慢性肾盂肾炎等所致的慢性肾功能衰竭）的首选常规疗法。中国在带血管胚胎甲状旁腺移植、胚胎胰岛移植，以及带血管异体脾移植、肾上腺移植等方面成绩较好。

超声诊断

用超声波诊断疾病的方法。超声波指频率超过 2 万赫兹，即超过人耳听阈高限的声波。它可在各种不同媒质中传播，传播时方向性强。超声波技术与其他电子技术、光学技术等相结合已广泛迅速用于生物医学领域。超声诊断所用的频率一般为 1 ～ 10 兆赫。

超声诊断是将超声检测技术应用于人体，通过测量了解生理或组织结构的数据和形态，发现疾病，做出提示的一种诊断方法。超声诊断无创、无痛、方便、直观有效。

一般超声检查是在体表进

行的，有些被检部位需用专用的穿刺导向探头和穿刺枪进行。M 型超声早就用于心脏功能的监测，如超声心动图等实时成像能动态观察心脏的功能。

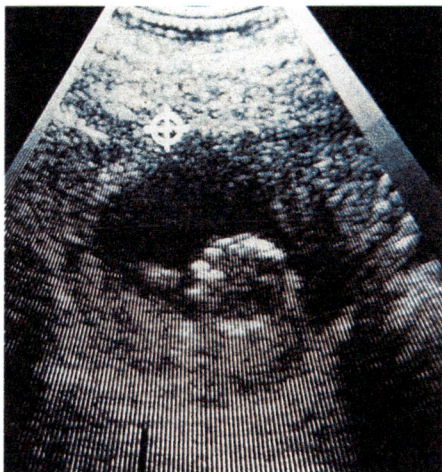

超声影像，对孕妇进行没有 X 射线危险的检查

计算机断层扫描

用 X 射线对人体某部位一定厚度的层面进行扫描，由探测器接收透过该层面的 X 射线，转变为可见光后，由光电转换变为电信号，再经模拟 / 数字转换器转为数字，输入计算机处理，最终获得重建图像的过程。英文简称 CT。

CT 是医学上采用的影像诊断技术。CT 由 X 射线发生、数据收集、数据处理、操作及图像显示等装置和电源等部分组成。CT 对颅脑疾病有较高的诊断价值，是外伤、感染、脑血管疾病、先天畸形、肿瘤等的首选检查方法。另外，对肝、胰、脾、肾等实质脏器疾病，特别是占位性病变，也有较高的诊断价值。

磁共振成像

利用核磁共振现象从人体中获得电磁信号，并重建人体信息的成像技术。英文简称 MRI，又称磁共振成像术。

成像方法上，磁共振信号经过电子计算机处理，即可重建出图像。磁共振成像的方法有多种，在分辨率、成像时间等方面各有不同。从数据收集方面区分有点、线、平面、容积成像法等，从数据处理方面区分有投影重建法、傅立叶变换法等。

临床运用上，MRI 可利用被检组织的物理和生物化学特性作组织特性评价，以区别不同组织，通过流动效应显示血液和脑、脊髓液的流动。近年由于 MRI 硬、软件的提升，时间和空间分辨率均明显提高，进一步扩大了 MRI 的应用范围。

中医

中国传统医学。中医的基础理论主要包括阴阳、五行、运行、藏象、经络等学说，以及病因、病机、诊法、辨证、预防、养生等内容。

中医看病时，主要通过观察病人的面、舌、体态等，询问病情，嗅闻气味及切按脉搏等方式搜集病人的有关资料，即用望、闻、问、切方式诊断疾病，称四诊；再将所收集到的资料进行分析，综合归纳为寒、热、虚、实、表、里、阴、阳八大类型，称八纲。然后按不同类型确定治疗原则，选择对症的中草药组配成方剂或治疗方式，来治疗疾病。每一类型都反映疾病的一群症候，称为证，中医看病的核心部分就是确定证，又称辨证论治。

中医还常采用针灸、按摩等方法治疗疾病。按摩又称推拿，是用特定的手法在人体体表进行按压推摩，以治病保健的方法。

中医非常重视疾病的预防。2000 多年前，古代医学就提出"不治已病治未病"的预防思想。而要想预防疾病，就要注意养生保健。中医的养生方法主要有调节饮食起居，注意劳逸结合，注意情绪调节，经常锻炼身体，如练气功、打太极拳等。

中药

中医传统用以预防和治疗疾病的药类物质。主要来源于天然药及其加工品，包括植物药、动物药、矿物药及部分化学、生物制品药。中药一词则出现较晚。自西方医学传入中国后，为了区分两种医药学始有中医、中药之称。长期以来人们习惯将本草作为中药的代名词。中国疆域辽阔，地貌复杂，气候多样，形成各种不同的生态环境，为多种药材的生长提供了有利条件。中药又多采取复方的形式应用，通过合理的配伍组方，既可适应复杂病情，又能提高药效，降低毒副作用。

中药的应用历史源远流长，至今长盛不衰，对中华民族的繁衍昌盛起到了重大的作用，至今仍在医疗保健中占有重要地位。

治未病

采取积极的预防或治疗手段，防止疾病的发生和发展的治疗原则。

要防病必先强身，欲强身

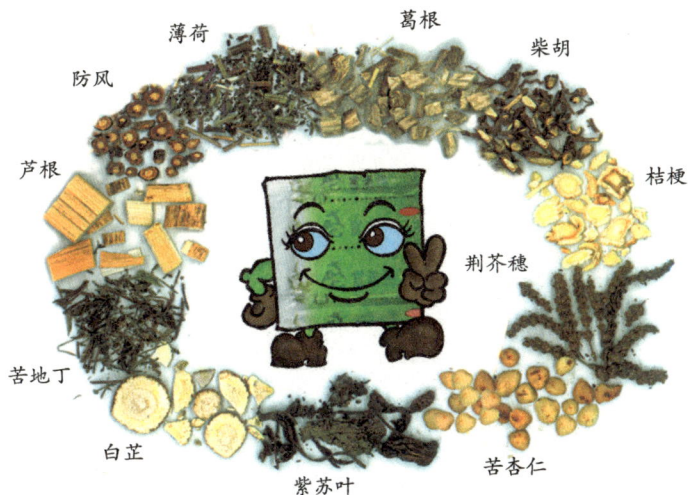

薄荷　葛根　柴胡　防风　桔梗　芦根　荆芥穗　苦地丁　白芷　紫苏叶　苦杏仁

感冒清热冲剂是由植物的根茎、叶穗和果仁经过加工处理，按比例制作的中成药

必重摄生。摄生首要调神，即以调摄精神意志为宗旨，务求尽量减少不良的精神刺激，防止过度的情绪变动，保持心情舒畅和乐观愉快，以达到补养真气的目的。同时，还要顺应天地阴阳的自然规律，顺从四时的寒暑变化，保持与外界环境的协调，对生活起居、劳动休息等都要有适当的安排，饮食有节，起居有常，不妄作劳，节欲保精。在长期的实践中，创造了许多行之有效的强身健体的方法。如汉代名医华佗编制的五禽戏，用以活动筋骨，疏通气血，强身防病；又如气功疗法，练功时首先要求调整呼吸、摒除杂念、意守丹田、内观五脏等，通过持之以恒的锻炼，就能祛病延年。这些传统的经验和方法至今仍广为流传，成为强身防病和治疗某些慢性疾病的手段。

当疾病发生后，如果不作及时处理，邪气就有可能逐步深入，使病情日渐深重，预后也越来越差。因此，发现疾病，在处理上首先应防止病邪深入、病势蔓延，避免造成复杂严重的后果。因此必须认识疾病的原因和机制，掌握疾病的发展变化规律才能掌握治疗的主动权，将疾病消灭在轻浅的阶段。如对于肝病，不但要治疗肝病，还要结合运用健脾和胃的方法，以防止病邪对脾胃的影响，这是因为肝病易传之于脾。及时强胃健脾，即是治未病。早诊早治是关键。既可以控制病邪蔓延，又可避免正气的过度损耗。正气损耗轻微的病变，既容易治疗，也容易使机体恢复健康；若因失治误治，则病邪步步深入、侵及五脏，易造成正气衰败、病情加重。

针灸

用针刺和艾灸进行治病的

理论和医疗手段。中国传统医学的重要发明和组成部分。通常所说的"针灸"，既专指针灸疗法，也可以用来表示整个针灸学科。针，即使用针刺器具对人体穴位进行刺激，以调动腧穴和经络的作用，达到治疗效果的方法；灸，即用艾绒或其他药物对人体穴位或部位进行以热刺激为主的治疗方法。所谓针灸学，就是研究针灸学术的基本理论及其临床应用规律的学科。

扁鹊

（前5世纪）

中国战国时期医学家，中医切脉诊断的创始人。原名秦越人。年轻时师从长桑君学医，尽得其传。善于诊断，尤精于望诊和脉诊。史载他以望诊判断齐桓侯的病症，由浅入深，并预言其预后不佳，齐侯因拒绝接受诊治，果然不起。又从

脉象判断虢太子之"尸厥证"为假死，并据此以针熨诸法救了病人。《史记·扁鹊仓公列传》中称："至今天下言脉者，由扁鹊也。"并盛赞扁鹊医德高尚，认为他有"六不治"的信条，其中"信巫不信医""骄恣不论于理""轻身重财"者不治的思想，堪为后世楷模。《汉书·艺文志》载有《扁鹊内经》《外经》，已佚。现存《难经》传为扁鹊所作，为讨论脉理之作。

华佗

（2～3世纪）

中国东汉医学家。字元化。本为士人，早年游学徐州，兼通数经，晓养性之术。曾为曹操医疾，但终为曹所杀。华佗医术高超、全面，《三国志》上载有华佗治疗的20多个病例，包括传染病、寄生虫病、妇产科病、小儿科病、皮肤病、内科病等。华佗尤长于外科，

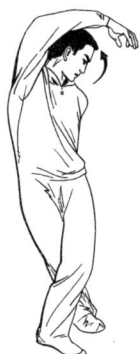

a. 五禽戏动作之一——虎寻食

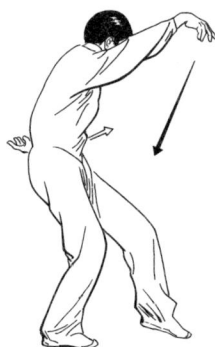

b. 五禽戏动作之二——鹿长跑

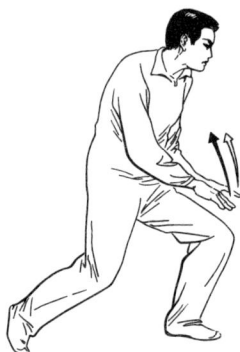

c. 五禽戏动作之三——熊撼运

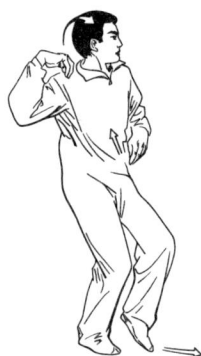

d. 五禽戏动作之四——猿摘果

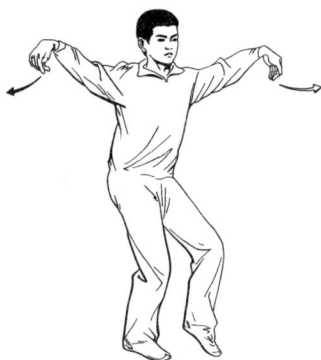

e. 五禽戏动作之五——鹤飞翔

他创制了麻沸散，施行全身麻醉下的手术治疗。他还长于养生，发明了"五禽戏"，模仿动物动作进行医疗体育锻炼。华佗生平著作多种，均已亡佚，今传《中藏经》《华佗神医秘传》等，皆为后世托名之作。华佗弟子中有名可考的有吴普、樊阿、李当之等，吴普著有《吴普本草》，李当之著有《李当之药录》，樊阿善针灸及养生。

张仲景

（2～3世纪）

中国东汉末年医学家。即张机。少时学医于同郡张伯祖。所撰《伤寒杂病论》吸收《内经》《难经》《阴阳大论》《胎胪药录》及《平脉辨证》诸书精义，依据伤寒发热病整个起始发展变化过程，以及病邪侵害脏腑经络程度，结合患者内在正气盛衰，总结伤寒发展规律和辨证施治法则，为中国古代医学

开创了理论与临床实际相结合的典范。张仲景还特别提出治疗"未病"的观点，即认为医生治病首先应从预防疾病出发；其次，也要懂得既病之后脏腑传变的关系。张仲景的著作对后世影响很大，张仲景方被推为"众方之祖"，称为经方。张仲景也被后人尊为"医圣"。

孙思邈

（约581～682）

中国唐代医学家。唐太宗、高宗曾多次招他任职，均被谢绝，唯于咸亨四年（673）任承务郎直长尚药局，上元元年（674）因病辞退。在数十年临床实践中，孙思邈编著成《备急千金要方》和《千金翼方》，代表了唐初医学的发展水平。

孙思邈将《伤寒论》的内容较完整地收集在《千金翼方》中。将张仲景的六经辨证

法改为按方剂主治及临床表现特点相结合的分类法。他总结妇、儿科成就，提出应各独立设科，对后世妇、儿科形成专科有促进作用。他提出的妇女孕期前后的注意事项与现代围产医学的内容有不少相符之处。他对婴儿生长的观察及护理方法亦富含科学内容。在对疾病认识上，如对附骨疽（骨关节结核）的好发部位，消渴（糖尿病）与痈疽的关系，有关麻风、脚气、夜盲、甲状腺肿的描述和治疗等都有创见。还倡行葱管导尿术、食道异物剔除术，以及自体血、脓接种以防治疮病的免疫法等。在养生延年方面，提倡按摩、导引、散步、轻微劳动及食疗、讲究卫生等，为老年病防治留下了宝贵经验。因孙思邈对医药的巨大贡献，后人尊称他为"药王"。

李时珍

（约 1518 ～ 1593）

中国明代医药学家、博物学家。古代科学巨著《本草纲目》的作

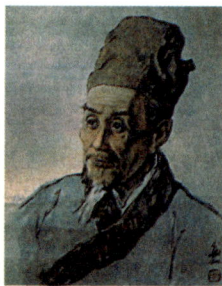
李时珍

者。字东璧，号濒湖山人，人称李濒湖。自幼习儒，曾师事理学家顾问。14 岁考中秀才，后经 3 次乡试落榜，遂继承家学，以医为业。后因医术精良又被举荐进京入太医院供职，一年后辞归故里，悉心著述。

李时珍的代表作为《本草纲目》，费时 27 载（1552 ～ 1578）。还著有《濒湖脉学》（1564）、《奇经八脉考》（约1572）等多部医学著作。《本草纲目》采用"以纲挈目"的体例，建立了与生物学上双名法类似的分类体系，在动物学方面具有进化论的思想萌芽，对生物、矿物、化学、地学、

天文等也有研究。其博大精深的内容把中国古代药物学发展推向高峰，在国内外科学界有深远的影响。

李时珍所著《濒湖脉学》全面总结了明以前的脉学成就，编为歌诀体裁，便于记诵普及。其《奇经八脉考》对经络学说有一定的补充和贡献。

林巧稚

（1901-12-23 ～ 1983-04-22）

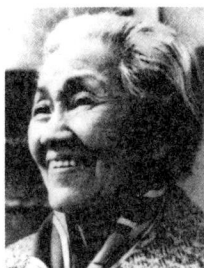

林巧稚

中国妇产学科开拓者。生于福建厦门。毕业于北平协和医学院，获美国纽约州立大学医学博士学位。毕业后在协和医院从事妇产科临床及教学工作。其间她曾赴英、奥、美进修。日军侵占协和期间自行开业。林巧稚研究过胎儿宫内呼吸、女性生殖系统结构，指导消灭性病及防治滴虫性阴道炎的工作，主持了子宫颈癌的普查普治。她重视科学普及，主编多种科普著作。发表的论文《小儿宫内呼吸》，主编的《妇科肿瘤》及《绒毛膜上皮癌和葡萄胎的诊断处理》等十余部论著，达到了当时世界先进水平。1955年当选中国科学院学部委员（院士）。她也是中国科学院第一位女性学部委员。

史济湘

（1921-12-10 ～ 2007-09-13）

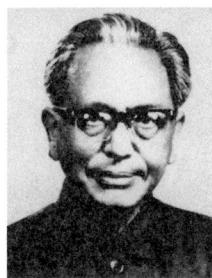

史济湘

中国烧伤外科专家，大面积深度烧伤治疗技术的创始人之一。生于上海。1947年毕业于震旦大学医学院。先后任该校附属广慈医院（今瑞金医院）外科住院医师、外科住院总医师、主治医师、讲师、外科和麻醉科副主任。1958年成功抢救烧伤总面积89％、三度烧伤面积23％的患者，打破"烧伤面积超过80％无法治愈"的定论。1961年广慈医院成立烧伤科后，历任副主任、主任、烧伤研究室主任。1974年任外科学教授。1988年上海市烧伤研究所成立，任所长。与同事提出烧伤休克期补液公式与冬眠疗法；早期分期分批切除焦痂，大张异体皮或异种皮打洞嵌植自体小皮片覆盖创面，头皮作为主要供皮区等治疗技术，使中国烧伤治疗跃居世界先进水平。1988年获美国烧伤学会伊文思奖，1989年获意大利惠特克国际烧伤奖。烧伤论著甚丰。

王忠诚

（1925-12-20 ～ 2012-09-30）

王忠诚

中国神经外科学专家。山东烟台人。1950年毕业于北京大学医学院。北京市神经外科研究所所长、教授。1994年当选中国工程院院士。20世纪50年代在中国首先开展脑血管造影技术。70年代开展缺血性脑血管吻合术、巨大动脉瘤及多发动脉瘤手术切除、脑血管畸形综合治疗。80年代起研究脑干肿瘤、脊髓内肿瘤治疗，手术方法及结果均达国际先进水平。获国家科技进步奖二等奖4项。获2008年度国家最高科技奖。1965年出版《脑血管造影术》。

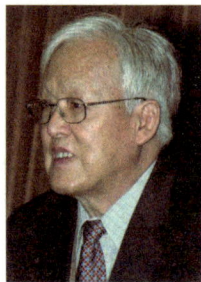